子宫颈癌综合防控技术培训教程

第2版

主　编　毕　蕙　赵更力

副主编　张小松

编　者（以姓氏笔画为序）

王　悦	北京大学人民医院	张　岱	北京大学第一医院
王临虹	中国疾病预防控制中心慢性非传染性疾病预防控制中心	张　询	中国医学科学院肿瘤医院
		张小松	北京大学妇儿保健中心
毕　蕙	北京大学第一医院	赵　昀	北京大学人民医院
乔友林	中国医学科学院肿瘤医院	赵方辉	中国医学科学院肿瘤医院
任　力	中国人民解放军空军特色医学中心	赵更力	北京大学妇儿保健中心
刘　颖	国家卫生健康委员会妇幼健康司	耿　力	北京大学第三医院
刘红刚	首都医科大学附属北京同仁医院	董　颖	北京大学第一医院
沈丹华	北京大学人民医院	裴　洁	国家卫生健康委员会妇幼健康司
宋　莉	国家卫生健康委员会妇幼健康司	潘秦镜	中国医学科学院肿瘤医院
张　岩	北京大学第一医院	魏丽惠	北京大学人民医院

人民卫生出版社

图书在版编目（CIP）数据

子宫颈癌综合防控技术培训教程/毕蕙,赵更力主编. —2版. —北京:人民卫生出版社,2019

ISBN 978-7-117-28567-4

Ⅰ.①子… Ⅱ.①毕…②赵… Ⅲ.①子宫颈疾病-癌-防治-技术培训-教材 Ⅳ.①R737.33

中国版本图书馆 CIP 数据核字(2019)第 104014 号

人卫智网	www.ipmph.com	医学教育、学术、考试、健康,购书智慧智能综合服务平台
人卫官网	www.pmph.com	人卫官方资讯发布平台

子宫颈癌综合防控技术培训教程
第 2 版

主　　编：毕　蕙　赵更力
出版发行：人民卫生出版社(中继线 010-59780011)
地　　址：北京市朝阳区潘家园南里 19 号
邮　　编：100021
E - mail：pmph @ pmph.com
购书热线：010-59787592　010-59787584　010-65264830
印　　刷：中农印务有限公司
经　　销：新华书店
开　　本：889×1194　1/16　印张：11.5
字　　数：348 千字
版　　次：2015 年 10 月第 1 版　　2019 年 9 月第 2 版
　　　　　2021 年11月第 2 版第 3 次印刷(总第 8 次印刷)
标准书号：ISBN 978-7-117-28567-4
定　　价：99.00 元

打击盗版举报电话：**010-59787491　E-mail：WQ @ pmph.com**
(凡属印装质量问题请与本社市场营销中心联系退换)

前　言

子宫颈癌是妇女常见的恶性肿瘤之一。我国 2015 年报告新发病例数达 9.89 万,死亡病例数达 3.05 万。近 20 年来,我国子宫颈癌发病率呈现上升趋势,死亡率下降较为缓慢,中西部欠发达地区的子宫颈癌发病、死亡情况仍然较为严重,存在明显差异。目前,无论在世界范围还是在中国,子宫颈癌仍是严重威胁妇女健康的恶性肿瘤之一。在《中国妇女发展纲要(2011—2020 年)》和《"健康中国 2030"规划纲要》中,均将提高妇女常见病筛查率和早诊早治率作为重要的指标。由于子宫颈癌的病因和疾病自然史明确,完全可以通过健康教育及 HPV 疫苗接种、定期筛查及早诊早治进行有效防控。

从 2009 年起,原国家卫生和计划生育委员会及中华全国妇女联合会启动了"农村妇女子宫颈癌检查项目"。虽然对筛查出的子宫颈癌前病变和癌症的患者绝大多数能得到有效的治疗和处理,但由于经费支持不足,使得适龄妇女子宫颈癌筛查覆盖人数有限;妇女对子宫颈癌防治知识缺乏,主动筛查意识较低;特别是基层专业人员有关子宫颈癌、生殖道感染等妇女常见疾病的理论知识、实践技能及规范处理的能力欠缺,亟需开展相关培训以提高基层人员的医疗保健服务能力。为此,2015 年原国家卫生和计划生育委员会妇幼健康服务司及中华预防医学会妇女保健分会组织我国在妇科肿瘤、宫颈细胞学、病理学及妇女保健领域的知名专家共同编写了《子宫颈癌综合防控技术培训教程》。随着 HPV 疫苗在我国批准上市以及我国子宫颈癌防控相关的指南和专家共识陆续发布,我国子宫颈癌综合防控体系建立日趋完善,子宫颈癌相关内容需要进一步更新,为此国家卫生健康委员会妇幼健康司和中华预防医学会妇女保健分会再次组织国内专家编写了《子宫颈癌综合防控技术培训教程》(第 2 版),在原有基础上增加了子宫颈癌一级预防和 HPV 疫苗内容,并根据我国新发布的相关指南和专家共识进行了内容更新。

本教程的主要内容包括子宫颈癌综合防控概述、子宫颈癌一级预防、子宫颈癌的筛查方法和阴道镜的应用、组织学确诊的子宫颈癌前病变的规范化处理、子宫颈癌的细胞学筛查、子宫颈/阴道细胞学 TBS 系统判读要点、子宫颈癌的病理学检查和教学大纲等。对子宫颈癌的三级预防从预防医学、临床医学、细胞学和组织学四个方面进行了全面的阐述,此外,对于本教程还编写了详细的教学大纲,便于针对性地对学员进行培训。本教程不仅作为基层人员的培训教材,同时对基层专业人员解决实际工作中的问题具有指导意义,可帮助基层专业人员更好地开展子宫颈癌防治工作,以达到提高妇女健康水平的目的。本教程的主要编写形式以讲义为主,图文并茂,易于掌握和理解。同时,为加强培训的教学管理和指导,本书内容还特别制定了教学大纲,为基层人员培训、教学管理提供了详细的培训计划和要求,作为指导培训师资规范,开展子宫颈癌检查培训活动的指南。

本书虽然力求包含有关子宫颈癌防控的最新信息和内容,但由于编者们水平有限,仍然可能存在许多问题。本书出版之际,谨请广大同行提出修改意见,使本教程不断得到充实和完善。欢迎发送邮件至邮箱 renweifuer@pmph.com,或扫描封底二维码,关注"人卫妇产科学",对我们的工作予以批评指正,以期再版修订时进一步完善,更好地为大家服务。

在此感谢国家卫生健康委员会妇幼健康司、中华预防医学会妇女保健分会对本书的出版提供的技术和资金支持,并感谢所有帮助和支持本书编写和出版的单位和个人。

毕 蕙 赵更力

2019 年 8 月

目　录

第一部分　理　论　课　程

第一章　概述 ……………………………………………………………………………………… 3
　　第一节　子宫颈癌综合防控概述 …………………………………………………………… 3
　　第二节　子宫颈癌细胞学筛查概述 ………………………………………………………… 10
　　第三节　子宫颈癌检查病理学概述 ………………………………………………………… 18

第二章　子宫颈癌一级预防 …………………………………………………………………… 28

第三章　子宫颈癌筛查及癌前病变处理 ……………………………………………………… 32
　　第一节　子宫颈的解剖学、组织病理学及其临床意义 …………………………………… 32
　　第二节　子宫颈癌的筛查方法 ……………………………………………………………… 46
　　第三节　子宫颈癌筛查结果异常者的管理 ………………………………………………… 51
　　第四节　阴道镜在子宫颈癌前病变诊断中的作用 ………………………………………… 55
　　第五节　组织学确诊的子宫颈癌前病变的规范化处理 …………………………………… 78
　　第六节　生殖道感染诊治指南 ……………………………………………………………… 89

第四章　子宫颈浸润癌的诊断与处理 ………………………………………………………… 104
　　第一节　子宫颈浸润癌的诊断 ……………………………………………………………… 104
　　第二节　子宫颈浸润癌的临床分期 ………………………………………………………… 105
　　第三节　子宫颈浸润癌的处理原则 ………………………………………………………… 106

第五章　子宫颈的细胞学和病理学 …………………………………………………………… 110
　　第一节　子宫颈细胞学 ……………………………………………………………………… 110
　　第二节　子宫颈组织病理学 ………………………………………………………………… 129

第二部分　培训计划与教学大纲

第一章　课程概述 ……………………………………………………………………………… 153

第二章　子宫颈癌综合防控技术培训计划和教学大纲 ……………………………………… 156

第三章　子宫颈细胞学培训计划和教学大纲 ………………………………………………… 162

第四章　子宫颈病变病理诊断培训计划和教学大纲 ·· 164

附录 ·· 167

　　附录一　阴道镜的实践指导 ·· 167

　　附录二　教案模板 ·· 169

缩略语英中文对照 ··· 172

参考文献 ··· 173

第一部分

理 论 课 程

第一章　概　　述

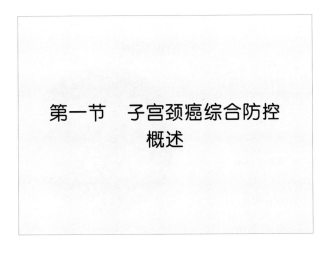

第一节　子宫颈癌综合防控概述

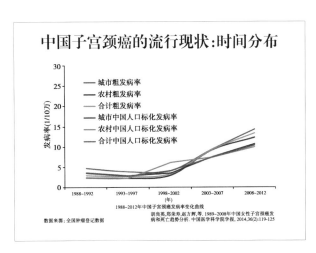

中国子宫颈癌的流行现状：时间分布

1988~2012年中国子宫颈癌发病率变化曲线

胡尚英,郑荣寿,赵方辉,等. 1989~2008年中国女性子宫颈癌发病和死亡趋势分析. 中国医学科学院学报, 2014,36(2):119-125

数据来源：全国肿瘤登记数据

子宫颈癌流行状况

- 据世界卫生组织/国际癌症研究署（WHO/IARC）2012年数据显示,子宫颈癌为女性第四大恶性肿瘤。
- 2012年全球新发子宫颈癌病例约52.8万,死亡26.6万。
- 子宫颈癌的85%发生在发展中国家,占发展中国家女性肿瘤的12.0%,而发达国家子宫颈癌仅占女性肿瘤的3.0%。
- 发展中国家的子宫颈癌年龄标化死亡率平均为8.3/10万,发达国家总体较低,为3.3/10万。
- 2015年中国子宫颈癌新发病例9.89万,死亡3.05万人;发病率依然呈现上升趋势,死亡下降不明显。

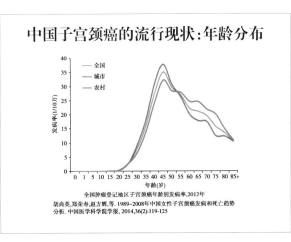

中国子宫颈癌的流行现状：年龄分布

全国肿瘤登记地区子宫颈癌年龄别发病率,2012年

胡尚英,郑荣寿,赵方辉,等. 1989~2008年中国女性子宫颈癌发病和死亡趋势分析. 中国医学科学院学报, 2014,36(2):119-125

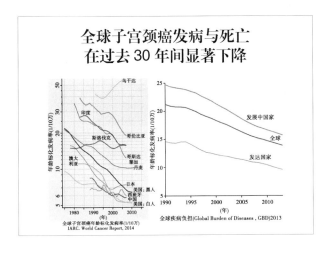

全球子宫颈癌发病与死亡在过去30年间显著下降

全球子宫颈癌年龄标化发病率(1/10万)
IARC, World Cancer Report, 2014

全球疾病负担(Global Burden of Diseases , GBD)2013

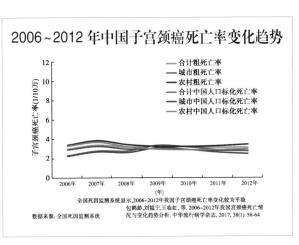

2006~2012年中国子宫颈癌死亡率变化趋势

全国死因监测系统显示,2006~2012年我国子宫颈癌死亡率变化较为平稳

包鹤龄,刘韫宁,王临虹,等. 2006~2012年我国宫颈癌死亡情况与变化趋势分析. 中华流行病学杂志, 2017, 38(1): 58-64

数据来源：全国死因监测系统

子宫颈癌年龄别死亡率,2012

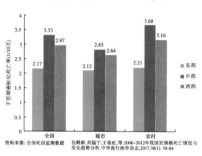

资料来源:全国死因监测系统

包鹤龄,刘韫宁,王临虹,等.2006—2012年我国宫颈癌死亡情况与变化趋势分析.中华流行病学杂志,2017,38(1):58-64

子宫颈癌病因

- 大量研究已证实,高危型人乳头状瘤病毒(high risk-human papillomavirus,HR-HPV)持续感染是导致子宫颈癌及其癌前病变的主要病因。
- HR-HPV 是一种微小的双链 DNA 病毒,已检测出 100 多种型别。

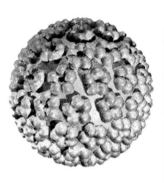

不同地区子宫颈癌死亡率（中标率）（1/10 万）

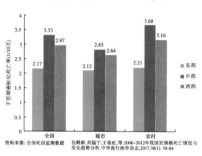

资料来源:全国死因监测数据

包鹤龄,刘韫宁,王临虹,等.2006—2012年我国宫颈癌死亡情况与变化趋势分析.中华流行病学杂志,2017,38(1):58-64

子宫颈癌病因

- HPV 感染主要通过性行为传播。
- 约 50% 的年轻女性在开始性行为后的 3 年内会感染 HPV。
- 约 90% 会在 2 年内自动清除。
- WHO/IARC 已明确的 13 种 HR-HPV 型别与子宫颈癌有关,即 HPV16、18、31、33、35、39、45、51、52、56、58、59 和 68。

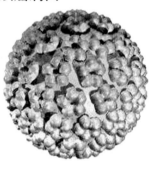

中国子宫颈癌呈年轻化趋势

中国子宫颈癌的疾病负担呈年轻化趋势,在过去的 30 年间,我国≤35 岁年轻女性在子宫颈癌患者中所占比例逐年上升。

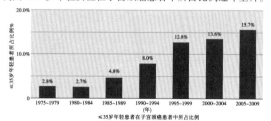

≤35岁年轻患者在子宫颈癌患者中所占比例

Cai HB,Liu XM,Huang Y,et al. Trends in Cervical Cancer in Young Women in Hubei,China. Int J Gynecol Cancer, 2010,20(7):1240-1243.

中国和美国妇女年龄别 HR-HPV 感染率

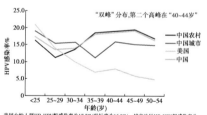

我国女性人群HR-HPV粗感染率为17.7%(世标率16.8%)。城市地区HR-HPV粗感染率为18.0%(世标率16.3%);农村地区粗感染率为15.2%(世标率16.0%)。

数据来源:Zhao FH, Lewkowitz AK, Hu SY, et al. Prevalence of human papillomavirus and cervical intraepithelial neoplasia in China: a pooled analysis of 17 population-based studies. Int J Cancer, 2012, 131(12):2929-2938.

流行状况小结

- 近 20 年来,我国子宫颈癌发病率呈上升趋势,而死亡率变化较为平缓,尚未呈现下降趋势。
- 全国东、中、西部及城市农村发病率、死亡率均存在明显差异。
- 发病率上升可能的原因
  - ➢ 社会经济快速发展、人口老龄化、性观念和行为的改变,造成子宫颈癌发病风险增高。
  - ➢ 伴随妇女常见病管理制度逐步完善和加强,机会性或组织性的子宫颈癌筛查逐渐兴起,肿瘤登记管理制度不断完善,子宫颈癌检出率增加。

HPV 型别及相关疾病

- 与癌症相关的 13 种高危型别:HPV 16、18、31、33、35、39、45、51、52、56、58、59 和 68。
- 常见的低危型别:HPV 6 和 11 型等。

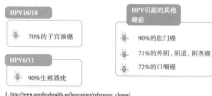

1. http://www.nordicehealth.se/hpvcenter/reference_clones/.
2. World Health Organization (WHO). Wkly Epidemiol Rec, 2017,92(19):241-268.
3. Doorbar J, et al. Vaccine, 2012, 30(Suppl. 5):F55-F70.
4. https://www.cdc.gov/vaccines/pubs/pinkbook/downloads/hpv.pdf

HPV16、18 型与子宫颈癌的关系

- 子宫颈鳞癌患者中，HPV16 型感染率为 76.6%、HPV18 型为 7.9%。
- 子宫颈腺癌患者中，HPV16、18 型的感染率分别为 33.65% 和 28.86%。

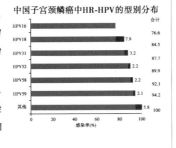

中国子宫颈鳞癌中 HR-HPV 的型别分布

		合计
HPV16		76.6
HPV18	7.9	84.5
HPV31	3.2	87.7
HPV52	2.2	89.9
HPV58	2.2	92.1
HPV59	2.1	94.2
其他	5.8	100

感染率(%)

子宫颈癌及癌前病变的发生发展

从 HR-HPV 持续感染到癌前病变，再发展为浸润癌，一般需要数年至数十年。

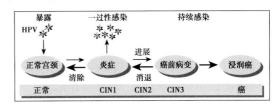

子宫颈癌前病变自然史的研究综述显示
CIN1：逆转、持续、进展为 CIN3 和浸润癌的几率分别为 57%、32%、11% 和 1%。
CIN2：逆转、持续、进展为 CIN3 和浸润癌的几率分别为 43%、35%、22% 和 1.5%。
CIN3：逆转、持续、进展为浸润癌的几率分别为 32%、56%、12%。

全球每年 HPV 感染引起的相关疾病

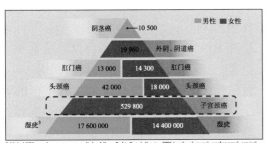

Published HPV prevalence rates were applied as follows: Parkin D et al. Vaccine. 2006 (penile,vulvar,anal, oropharyngeal, cervical cancers); De Vuyst H et al. Int J Cancer. 2009 (vaginal cancer); Guan P et al. Int J Cancer. 2012 (high-and low-grade cervical dysplasia); Greer CE et al. J Clin Microbiol. 1995 (genital warts).
1. Parkin DM et al. Vaccine. 2006; 24 (Suppl 3): S3/11-S3/25. 2.WHO/ICO Information Centre on HPV and Cervical Cancer (HPV Information Centre). Human Papillomavirus and Related Cancers in World. Summary Report 2010. 3.World Health Organization. Geneva, Switzerland: World Health Organization; 1999:1-22. 4.World Health Organization (WHO). Executive summary: the state of world health. 1995.

子宫颈癌综合防控策略

1 一级预防
（1）健康教育
对适龄男女开展安全性行为教育(推迟初次性行为年龄、减少高危性行为，促进安全套使用，禁烟，包皮环切等)。
（2）适龄女性 HPV 疫苗接种(9~45 岁)

2 二级预防
（1）定期开展子宫颈癌筛查。
（2）早诊、早治癌前病变和子宫颈癌。
（3）接种过 HPV 疫苗的女性仍需定期筛查

3 三级预防
子宫颈浸润癌的治疗
（1）手术。
（2）放疗和化疗。
（3）姑息疗法。

中国 HPV 相关疾病的负担估计

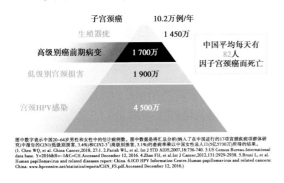

子宫颈癌	10.2 万例/年
生殖器疣	1 450 万
高级别癌前期病变	1 700 万
低级别宫颈损害	1 900 万
宫颈 HPV 感染	4 500 万

中国平均每天有 82 人因子宫颈癌而死亡

图中数字表示中国 20~64 岁男性和女性中的估计病例数。图中数据是将总分析(纳入了在中国进行的 17 项宫颈疾病项群体研究)中报告的 CIN1(低级别损害，3.4%)和 CIN2-3（高级别损害，3.1%)的患病率乘以中国女性总人口(5 亿 7730 万)所得的结果。
1. Chen WQ, et al. China Cancer,2018, 27:1. 2.Parish WL, et al. Int J STD AIDS,2007,18:736-740. 3.US Census Bureau.International data base. Y=2016&t=-1&C=CH.Accessed December 12, 2016. 4.Zhao FH, et al. Int J Cancer,2012,131:2929-2938. 5.Bruni L, et al. Human papillomavirus and related diseases report: China. 6.ICO HPV Information Centre.Human papillomavirus and related cancers: China. www.hpvcentre.net/statistics/reports/CHN_FS.pdf.Accessed December 12, 2016.)

子宫颈癌一级预防策略

危险因素

1. 生物学因素 感染细菌、病毒和衣原体等各种微生物，如与 HIV 病毒、疱疹病毒(HSV-2)、沙眼衣原体和淋病奈瑟菌等协同感染。
2. 行为危险因素 性生活过早、多性伴、多孕多产、吸烟、长期口服避孕药、营养不良及保健意识缺乏，未定期接受子宫颈癌筛查等。

一级预防目的和内容

1. 目的 促进大众正确理解和认识 HPV 疫苗接种、子宫颈癌筛查和癌前病变治疗的目的意义，主动接受和利用预防保健服务。提高 HPV 疫苗和子宫颈癌筛查的覆盖率。
2. 内容 社会动员、健康教育、咨询、预防性 HPV 疫苗接种。

一、社会动员

1. 激发决策者和领导层重视并支持此工作,促成相应政策、法规的制定。
2. 筹集人力、物力、财力等子宫颈癌防控所需资源,并做到合理调配和使用。
3. 促成社会相关行业、部门间的合作机制。

二、健康教育

1. 明确目标。
2. 确定目标人群。
3. 建立协作组织和工作团队。
4. 培训健康教育工作人员。
5. 制作健康教育传播材料(核心信息)。
6. 确定干预场所和传播方式。
7. 督导与评价。
8. 制定健康教育干预活动实施进度表。

三、咨询

1. 咨询对象 HPV 疫苗接种和筛查适龄者。
2. 掌握咨询技巧 语言、非语言。
3. 坚持基本原则 尊重、隐私。
4. 咨询主要内容与步骤

四、HPV 疫苗接种

1. HPV 疫苗简介
- 目前在国内上市的疫苗有三种:二价疫苗(HPV16、18 型)、四价疫苗(HPV 6、11、16、18)和九价疫苗(6、11、16、18、31、33、45、52、58 型)。
- 三种疫苗均采用重组 DNA 技术,不包含 HPV 的致癌 DNA,不具有 HPV 病毒颗粒的感染性,却具有刺激机体产生中和抗体的能力。

2. HPV 疫苗的作用
- 用于预防因高危 HPV16、18 型或其他 31、33、45、52、58 所致的。
  - ➤ 子宫颈癌
  - ➤ 2 级、3 级子宫颈上皮内瘤样病变(CIN2/3)和原位腺癌
  - ➤ 1 级子宫颈上皮内瘤样病变(CIN1)
- 预防因低危 HPV6、11 感染所致的生殖器疣。

3. 预防性 HPV 疫苗的效果
- HPV 疫苗具有良好的保护效力,没有严重副作用。
- 接种 HPV 疫苗后出现的不良事件通常并不严重,主要为局部反应,且持续时间短。
- 目前尚无足够数据支持孕妇接种疫苗的安全性,但并非绝对禁忌证,所以暂不推荐妊娠或哺乳期女性接种 HPV 疫苗。

4. HPV 疫苗的目标人群和免疫策略
- 目标人群:9~45 岁女性(CFDA 批准)。
- 建议人群接种:13~15 岁女孩。
- 接种程序[0、1(2)、6 个月];严格按照说明书。
- 接种部位:上臂三角肌。
- 具有资质的接种单位接种。

子宫颈癌二级预防策略
(三阶梯原则:初筛、
阴道镜、组织病理)

二级预防的内容

- 目的：
  早发现、早诊断和早治疗子宫颈癌前病变和早期浸润癌患者，并对低度子宫颈病变患者及潜在风险的人群进行随访管理。
- 内容：
1. 子宫颈癌筛查方案、方法与流程。
2. 筛查异常者的管理。
3. 子宫颈癌前病变的诊断及处理。

HPV 为初筛

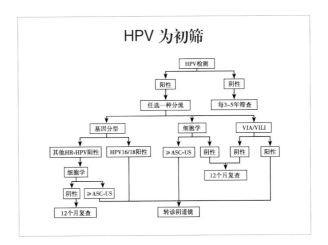

1. 子宫颈癌筛查方案
起始/终止年龄和筛查方案

年龄（周岁）	推荐筛查方案
<25 岁	不筛查
25~29 岁	• 细胞学检查（每 3 年）
30~64 岁	• 细胞学检查（每 3 年） • HPV 检测（每 3~5 年） • VIA 检查（每 2 年） • HPV+细胞学（每 5 年）
≥65 岁	若过去 10 年筛查结果阴性（连续 3 次细胞学检测阴性或 2 次 HPV 阴性），可不再进行筛查
子宫切除术后女性（因良性病变切除）	不筛查

细胞学初筛

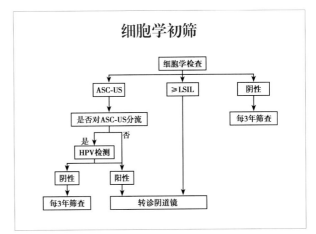

子宫颈癌筛查方法特点比较

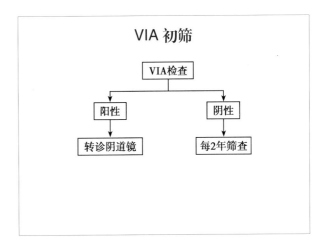

VIA 初筛

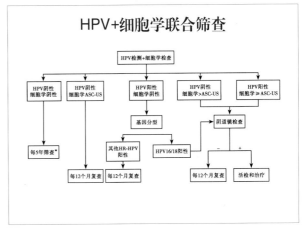

子宫颈癌筛查流程

1. 细胞学为初筛的筛查流程。
2. HPV 为初筛的筛查流程。
3. VIA 为初筛的筛查流程。
4. HPV 和细胞学联合筛查流程。

HPV+细胞学联合筛查

2. 筛查异常的管理

推荐筛查方案	筛查结果的管理
高危型 HPV 检测(每 3~5 年)	1. HPV 阴性 每 3~5 年筛查 2. HPV 阳性 　选择 1:细胞学分流 　➤ 细胞学阴性:12 个月复查 　➤ ≥ASC-US:阴道镜检查 　选择 2:HPV16/18 分型检测分流 　➤ HPV16/18 阴性/其他高危型阳性且细胞学 　　阴性:12 个月复查;细胞学 ≥ ASC-US 行阴 　　道镜 　➤ HPV16/18 阳性:阴道镜检查 　选择 3:进行 VIA 检测分流 　➤ VIA 阴性:12 个月复查 　➤ VIA 阳性:阴道镜检查

细胞学检查(每 3 年)	1. 细胞学阴性 每 3 年筛查 2. 细胞学 ASC-US 　(1) 首选 HPV 检测分流若 HPV 阳性,阴道镜检查;HPV 　　阴性,3 年筛查 　(2) 12 个月复查细胞学 　(3) 无随访条件,阴道镜 3. 细胞学>ASC-US,阴道镜检查
HPV+细胞学联合筛查(每 5 年)	1. HPV 阴性和细胞学阴性 每 5 年筛查 2. HPV 阳性,细胞学阴性 　选择 1:HPV 高危亚型阳性,12 个月复查 　选择 2:HPV 分型 16/18 阳性,阴道镜检查;其余高危型阳 　　性,12 个月复查 3. 细胞学和 HPV 均阳性 　细胞学 ≥ ASC-US,阴道镜检查 4. 细胞学阳性,HPV 阴性 　细胞学 ASC-US:12 个月复查细胞学+HPV 检测 　细胞学 ≥ LSIL,阴道镜检查
VIA 检查(每 2 年)	• VIA 阴性 2 年复查 • VIA 阳性行阴道镜检测

3. 子宫颈癌前病变的诊断和处理

子宫颈癌前病变的诊断

- 阴道镜检查(指征、禁忌、检查前要求和准备、阴道镜检查步骤、注意事项、阴道镜评价、评估结果的分级标准、特殊时期的阴道镜检查等)。
- 子宫颈活检(阴道镜引导下、ECC 原则、注意事项)。

子宫颈活检组织病理学诊断标准

1. 鳞状上皮内病变
- LSIL:CIN1、p16 染色阴性的 CIN2 级病变、HPV 感染所致的湿疣病变及以前被命名的轻度非典型增生。
- HSIL:p16 染色阳性的 CIN2、CIN3 及以前被命名的重度非典型增生和原位癌。
2. 腺上皮内病变—原位腺癌

WHO 女性生殖系统肿瘤分类(2014,第 4 版)

组织病理学确诊的子宫颈上皮内病变的管理原则

1. 组织病理学确诊子宫颈鳞状上皮内病变的管理原则(LSIL、HSIL)。
2. 组织病理学确诊的子宫颈原位腺癌(AIS)的管理。

LSIL 的管理原则

- LSIL 中有 60% 的病变可自然消退,30% 的病变持续存在,但约有 10% 的病变会 2 年内进展为 HSIL。
- 虽然原则上无需治疗,但一定要临床观察随访。
- 应根据诊断前的细胞学结果进行分层管理,以减少 HSIL 的漏诊。

HSIL 的管理原则

- HSIL 包括既往 3 级分类法的 CIN2、CIN3,建议有条件的医疗机构对 CIN2 进行进一步 p16 免疫组化染色,p16 染色阳性者归为 HSIL,p16 染色阴性者按 LSIL 处理,以减少过度治疗。
- 对于没有条件进行 p16 检测的医疗机构,CIN2 患者可按照 HSIL 管理原则处理,但对于年轻有生育要求者的处理应慎重。

3. 组织病理学确诊的子宫颈癌前病变的治疗与随访

- HSIL 的治疗与随访。
- AIS 的治疗与随访。
- 子宫颈癌前病变的常用治疗方法(消融性治疗、LEEP、CKC)。
- 治疗后可能出现的并发症。

三级预防策略

子宫颈癌综合防控项目与管理（群体筛查）

一、子宫颈浸润癌的诊断

1. 临床诊断　症状、体征。
2. 组织病理学诊断。
3. 子宫颈浸润癌的临床分期。

一、子宫颈癌综合防控项目计划制订

1. 完善健康服务体系
- 组织管理：制定发展策略和政策，设计实施方案等。
- 经费保障：初筛、培训、督导、质控、健康教育等。
- 医疗产品、疫苗和技术水平。
- 信息系统：建立全面共享的信息系统及督导评估体系。
- 人力资源：组织管理和相关技术人员。
- 服务提供：阴道镜检查、HPV检测、细胞学检查和组织病理诊断能力。

二、子宫颈浸润癌的处理原则

1. 手术治疗；
2. 放射治疗；
3. 化学治疗；
4. 子宫颈癌术后的辅助治疗；
5. 特殊类型子宫颈癌的处理；
6. 子宫颈浸润癌的姑息治疗。

2. 明确管理和医疗保健人员在项目中的作用
（1）管理人员的作用
- 确定预防接种和筛查策略。
- 制订项目实施方案和实施计划。
- 制定项目预算，统筹项目资金。
- 制订健康教育和健康促进方案。
- 组织专业技能培训。
- 对医疗机构的相关服务提供支持，推进多部门合作机制。
- 组织实施督导评估和质量控制。

子宫颈癌的姑息治疗

- 是子宫颈癌三级预防的一部分。
- 可改善患者的生活质量和家庭所面临的与威胁生命有关的问题。
- 包含预防和减轻由各种检查、评估及治疗带来的痛苦和其他生理、心理和精神问题。
- 要帮助患者在病情恶化时有尊严和平静地度过生命最后一段时光。

（2）医疗保健人员的作用
- 普及和宣传子宫颈癌防治知识。
- 对子宫颈癌筛查的妇女进行咨询。
- 对接受疫苗接种和筛查人群进行宣教和咨询。
- 遵循相关指南进行疫苗接种、子宫颈癌筛查、诊断和治疗等相关工作。
- 告知筛查结果。对筛查结果异常的妇女进行风险评估，并指导患者进一步确诊，随访或治疗的相关事宜。
- 确保筛查及诊治资料及时、准确、真实记录，并保存好相关资料信息。

二、子宫颈癌综合防控项目的筹备与规划

1. 制定相关政策
- 考虑当地子宫颈癌发病情况、可利用的经费和人力资源、目前的服务能力和质量等多个方面。
- 要考虑项目的适宜性、可行性、可持续性和可扩展性。
- 参与政策制定的人员应包括:当地政府政策制定者、卫生计生、财政、教育、宣传和妇联等相关部门的行政管理人员、医疗保健机构和相关领域的专家等。
2. 开展需求评估
- 需求评估的内容应主要包括政策、管理(健康教育、信息系统)和服务(人群参与情况、服务能力、设备、服务质量)三方面的内容。

子宫颈癌检查项目面临的挑战与对策(结合当地情况)

对策
- 加大投入力度(经费、人员、培训、督导等)。
- 加强健康教育和组织动员工作,提高目标人群对子宫颈癌防治的知晓率。
- 加强规范化培训,提高专业人员知识技能。
- 设备质量和维修保养。
- 完善监督指导和评估机制。
- 完善信息系统:如个人健康档案、异常者治疗和随访记录等。

---

3. 制订项目实施方案
- 明确项目目标和筛查方法。
- 确定预算。
- 确定疫苗接种、子宫颈癌筛查和转诊机构。
- 制订培训计划:理论、实践。
- 建立信息系统。
- 多部门协作。

第二节　子宫颈癌细胞学筛查概述

三、子宫颈癌综合防控项目实施

1. 开展社会动员和健康教育。
2. 开展人员能力建设。
3. 提供相关服务和建立转诊机制。
4. 数据收集。
5. 质量控制
- 组织管理。
- 技术服务的质量控制。
6. 督导评估。
7. 子宫颈癌防控与其他健康服务的整合。

细胞学在子宫颈癌筛查中的价值

- 巴氏涂片细胞学筛查子宫颈癌成功地应用了70余年,由于细胞学筛查使无症状人群获得了检查机会,从看似健康者中查出了患者,有效降低了子宫颈癌的死亡率。
- 随着HR-HPV检测介入子宫颈癌筛查,对于检出子宫颈癌前病变的敏感性增加。与HR-HPV检测相比,细胞学筛查有明显高的特异性,有规则的细胞学检查仍是子宫颈癌筛查选择的重要方法。
- 子宫颈细胞学TBS报告系统与时俱进地反映出HR-HPV感染的生物学行为。大量随访资料显示TBS对宫颈上皮细胞异常的分级为发生宫颈CIN3[+]病变的风险分出层次。
- 本着同等风险同等管理的原则,自2001年后ASCCP等学术机构是以宫颈细胞学TBS报告系统为架构指导子宫颈癌筛查结果异常的管理。

子宫颈癌检查项目面临的挑战与对策(结合当地情况)

挑战
- 投入相对不足(缺乏培训、督导和信息管理)。
- 目标人群主动筛查率低,需大量组织动员工作。
- 专业人员技术水平亟待提高(特别是细胞学、阴道镜、异常患者的随访和处理)。
- 设备质量和维修保养;如阴道镜。
- 缺乏监督指导和评估机制。
- 信息系统不完善:包括个人健康档案、异常者治疗和随访记录等。

TBS-2014

- 子宫颈细胞学TBS报告系统自1988年诞生后,在1991年、2001年和2014年分别进行了3次修改。
- TBS-2014对TBS-2001细胞学判读术语有所更新,精炼了细胞形态学标准,增加了对发生子宫颈癌风险的评估及辅助细胞学检测技术的运用。

TBS-2014 报告内容

- 标本类型
- 标本质量评估
- 判读结果
  - ➤ 辅助性检测（HPV、p16 等）
  - ➤ 计算机辅助阅片
- 提出适当建议（建议应该明确，与专业组织出版的临床随访指南一致）
  - ➤ 如果做了这些检查，要报出所用设备、方法及检测结果。

相关的临床资料

- 年龄。
- 取材日期和末次月经。
- 疾病史，尤其是妇科病史（包括有无用避孕器、药）。
- 正在进行或进行过的治疗。
- 以前的细胞学检查。

标本质量评估（TBS-2014）

TBS-2001 对标本质量评估仅分为满意和不满意两大类，取消了 1991 年版本中"不尽满意（satisfactory but limited by…, SBLB）"这一类。TBS-2014 维持 TBS-2001 对标本质量评估的分类，但进一步细化了评估标准。

不满意标本（TBS-2014）

1. 拒绝接收的标本
（1）申请单及标本缺乏明确标记。
（2）玻片破碎，不能被修复。
2. 经评价不满意的标本
（1）保存好的鳞状上皮细胞在常规涂片不足 8 000 个，在液基薄片不足 5 000 个。
（2）由于血液、炎细胞、细胞过度重叠、固定差、过度干燥、污染等因素影响 75% 以上的鳞状上皮细胞观察。

满意标本（TBS-2014）

列出有无化生细胞和颈管细胞；有无血细胞或炎细胞影响等其他质量问题。一般具备以下 3 点：
（1）有明确的标记。
（2）有相关的临床资料。
（3）有足够量的保存好的鳞状上皮细胞（常规涂片至少有 8 000 个，液基标本至少 5 000 个；在绝经萎缩、放化疗后及子宫切除后的妇女涂片可以少至 2 000 个）。
此外，只要有不正常细胞（ASC-US、AGC 或更严重异常）的标本都属于满意的范围。

不满意涂片

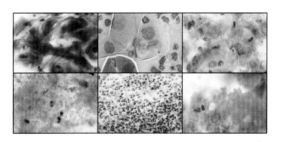

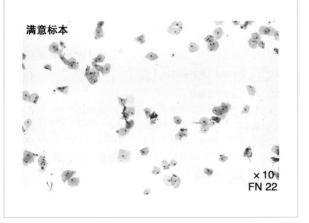

满意标本

×10
FN 22

细胞学判读（TBS-2014）

总体分为三类：
- 未见上皮内病变细胞或恶性细胞（negative for intraepithelial lesion or malignancy，NILM）
- 其他（宫内膜细胞出现在 ≥45 岁妇女涂片中）
- 上皮细胞异常

细胞学判读（TBS-2014）

未见上皮内病变细胞或恶性细胞（NILM）
- 正常
- 病原体
- 其他非瘤变发现
  - 非瘤细胞变化
    - 萎缩
    - 角化反应
    - 鳞状化生
    - 输卵管化生
    - 妊娠相关的改变
  - 反应性改变
    - 炎症
    - 放疗
    - IUD
  - 子宫切除后的腺细胞

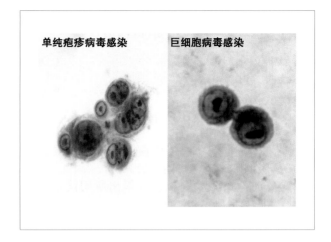

单纯疱疹病毒感染　　巨细胞病毒感染

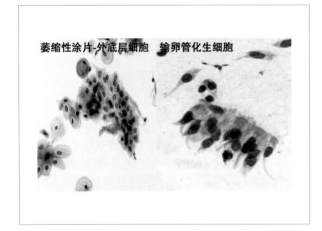

萎缩性涂片-外底层细胞　　输卵管化生细胞

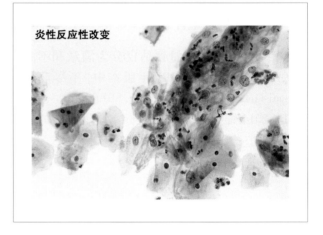

炎性反应性改变

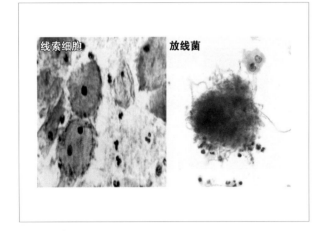

线索细胞　　放线菌

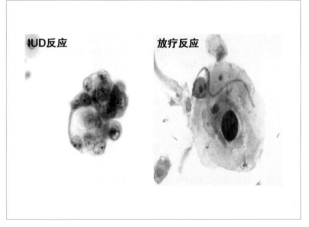

IUD反应　　放疗反应

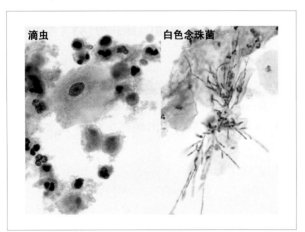

滴虫　　白色念珠菌

上皮细胞异常（TBS-2014）

- 鳞状上皮细胞异常
  - 非典型鳞状细胞(ASC)
    - ASC-US
    - ASC-H
  - 鳞状上皮内病变(SIL)
    - 鳞状上皮内低度病变(LSIL)
    - 鳞状上皮内高度病变(HSIL)
  - 鳞状细胞癌
- 腺细胞异常
  - 非典型宫颈/宫内膜/不明来源腺细胞-无特殊指定(AGC-NOS)
  - 非典型颈管/不明来源腺细胞-倾向瘤(AGC-FN)
  - 颈管原位腺癌(AIS)
  - 腺癌(颈管、宫内膜、子宫以外、不明来源)

鳞状细胞异常

非典型增生/原位癌与 CIN 及 SIL 分级间的关系

非典型增生	子宫颈上皮内瘤变 （CIN）	子宫颈上皮内病变 （SIL）
轻度非典型增生	CIN 1	LSIL
中度非典型增生	CIN 2	HSIL
重度非典型增生	CIN 3	HSIL
原位癌	CIN 3	HSIL

鳞状细胞异常

LSIL 随访结果

Ostor 依据 4 504 例患者的随访结果得出：
- 进展　　　　11%
- 恢复　　　　57%
- 持续　　　　32%

鳞状细胞异常

鳞状上皮内低度病变（LSIL）

- 是一种低度危险的上皮内病变。
- 大多数由 HR-HPV 短暂的感染引起。
- 细胞不正常改变一般限于中层或表层型鳞状上皮细胞。

鳞状细胞异常

鳞状上皮内高度病变（HSIL）

- 主要由 HR-HPV 持续感染引起。
- 形态学改变常发生在较小、较不成熟的鳞状上皮细胞。
- 细胞核质比例明显升高。
- 有高的危险进展到浸润癌。

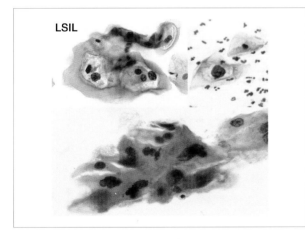

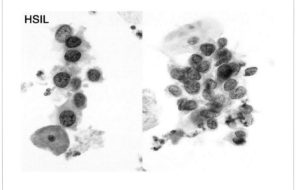

鳞状细胞异常

LSIL 随访结果

- HR-HPV 阳性率：75%～85%（82.3%）。
- 活检组织病理结果为 HSIL（CIN2$^+$）的发生率：14%～20%（15.6%）。

鳞状细胞异常

HSIL 随访结果

- 细胞学 HSIL、HR-HPV 阳性、阴道镜下显示高级别宫颈病变的妇女，在 2 年内约有 80% 可能发生 CIN3 或更严重病变。
- 细胞学 HSIL 妇女即使阴道镜阴性，其发生 CIN3 或癌的危险也会 ≥40%。
- 细胞学 HSIL、组织活检诊断 LSIL（CIN1），较细胞学 ASC-US 或 LSIL、活检诊断 LSIL（CIN1）者有较高的危险发生 CIN3 或更严重病变。

鳞状细胞异常

HSIL 随访结果

- HR-HPV 感染率：>90%（96.5%）。
- 阴道镜活检组织病理结果为 CIN2$^+$ 的发生率：53%~66%（65.3%）。
- LEEP 术后组织病理结果为 CIN2 及更严重病变的发生率：84%~97%。
- 浸润癌发生率：2%±。

鳞状细胞异常

ASC 分类

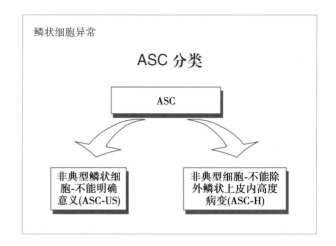

鳞状细胞异常

非典型鳞状细胞（ASC）

ASC 定义 {
- 细胞形态学改变提示 SIL 但不足以明确诊断
- 有诊断意义的细胞太少
}

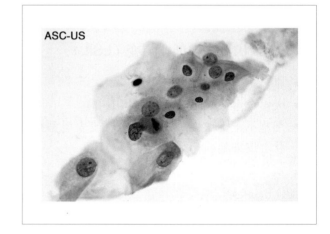

ASC-US

鳞状细胞异常

ASC 的临床意义

- 在 ASC 范围内的细胞改变可以反映极度的良性反应性改变，或者先于或伴随 SIL。
- ASC 是一种对存在病变危险的提示而不是对不正常的明确判读。

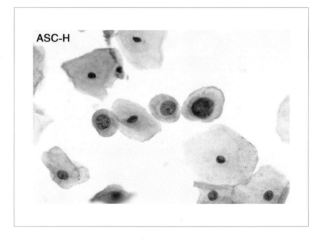

ASC-H

鳞状细胞异常

ASC 发生率及影响因素

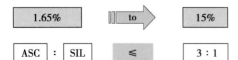

| 1.65% | to | 15% |

| ASC : SIL | ≤ | 3:1 |

影响因素
- 筛查人群
- 诊断标准
- 标本质量
- 细胞学工作者经验

鳞状细胞异常

ASC-US、ASC-H 与 ASC 的百分比

- ASC-US≈90%~95% of ASC
- ASC-H≈5%~10% of ASC

鳞状细胞异常

ASC 随访结果

- HR-HPV 阳性率
  ASC-US:30%~60%
  ASC-H:>70%
- 阴道镜活检组织病理结果为 CIN2$^+$ 的发生率
  ASC-US:3%~15%
  ASC-H:30%~40%

SCC

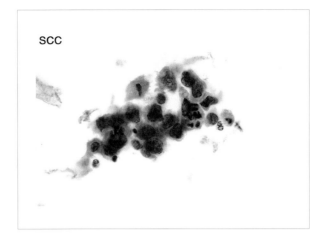

鳞状细胞异常

ASC 随访结果

- 细胞学 ASC-US 但 HR-HPV DNA 阴性的妇女,在以后 5 年内发生组织学诊断的 HSIL 或癌的风险仅 1.1%,即不大于宫颈细胞学检查阴性、未做 HPV 检测者。
- 细胞学 ASC-US、HR-HPV DNA 阳性的妇女在以后的 5 年内发生组织学诊断的 HSIL 或癌的风险高达 18%。

(2014 年 Bethesda 宫颈细胞学报告系统)

腺细胞异常——分类(TBS-2014)

- 非典型腺细胞(颈管/宫内膜/不能明确来源),无特殊指定(AGC-NOS)。
- 非典型腺细胞(颈管/不能明确来源)倾向瘤变(AGC-FN)。
- 颈管原位腺癌(AIS)。
- 腺癌(颈管、子宫内膜、子宫以外)。

ASC 随访结果

- 细胞学 ASC-H 但 HR-HPV DNA 阴性的妇女,在以后 5 年内发生组织学诊断的 HSIL 或癌的风险仍高达 12%。
- 细胞学 ASC-H、HR-HPV DNA 阳性的妇女在以后的 5 年内发生组织学诊断的 HSIL 或癌的风险可高达 45%。

(2014 年 Bethesda 宫颈细胞学报告系统)

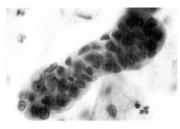

腺细胞异常

Pan QJ , et al. 2013	0.20%
Gurbuz A , et al. 2005	0.05%
Scheiden R , et al. 2004	0.46%
Chhieng DC , et al. 2000	0.50%

鳞状细胞异常

鳞状细胞癌(SCC)

除 HSIL 特点外可以有

- 细胞大小和形态显著不一致,明显的细胞核和细胞质畸形。
- 明显增大的单个或多个核仁。
- 染色质明显的分布不均。
- 涂片背景中常有坏死、出血和癌细胞碎片。

腺细胞异常

颈管原位腺癌

颈管腺上皮的高度病变,特点是核增大、深染、成层,核分裂活跃,但没有浸润。

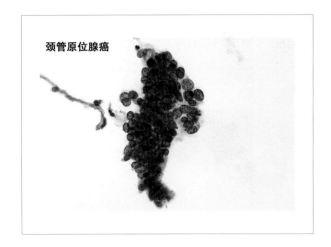

颈管原位腺癌

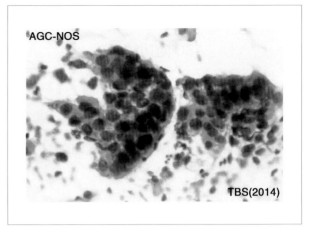

AGC-NOS

TBS(2014)

腺细胞异常

非典型颈管腺细胞倾向瘤变(AGC-FN)

颈管细胞形态学改变无论在数量上还是在质量上均不足以诊断原位腺癌或浸润腺癌。

颈管腺癌

细胞学诊断标准与原位腺癌重叠,但能显示浸润特点。

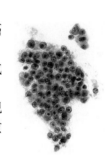

- 排列特点:单个散在,成片,三维立体,合体状。
- 细胞特征:核多形性,不规则的染色质分布、染色质透亮区,大核仁。
- 背景特点:肿瘤素质。

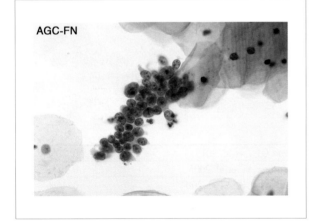

AGC-FN

颈管腺癌

腺细胞异常

非典型颈管细胞,无特殊指定(AGC-NOS)

颈管细胞的不典型改变超过了反应性或修复性改变,但缺乏原位腺癌或浸润腺癌的特点。

子宫内膜细胞(TBS-2014)

- 子宫内膜细胞不正常脱落(≥45岁)
- 非典型子宫内膜细胞
- 子宫内膜腺癌细胞

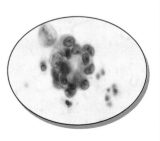

子宫内膜细胞异常脱落

- 定义:在育龄妇女月经的后半周期或者是绝经后的妇女,宫颈涂片中出现宫内膜细胞。
- TBS 系统不要求报告 45 岁以下妇女宫内膜异常脱落,因为在此年龄段发生癌的可能性极小,绝经后妇女涂片中出现宫内膜细胞是有意义的发现。
- 大多数宫内膜细胞的异常脱落属良性,但有发生宫内膜癌的危险,在 45 岁以后这种危险增加。

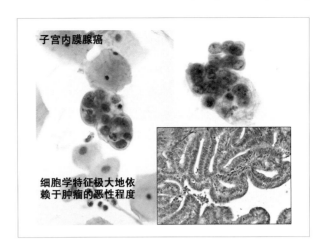

子宫内膜腺癌

细胞学特征极大地依赖于肿瘤的恶性程度

子宫内膜细胞异常脱落的原因

子宫内膜异位	IUD
子宫内膜炎	异常出血或功血
黏膜下肌瘤	子宫内膜息肉
妊娠早期	子宫内膜增生
产后	子宫内膜瘤变
流产	
激素治疗(避孕药、雌激素替代)	

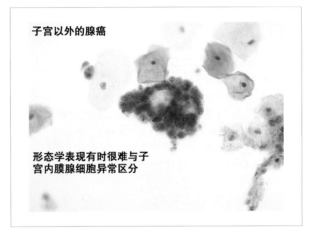

子宫以外的腺癌

形态学表现有时很难与子宫内膜腺细胞异常区分

子宫内膜细胞异常脱落的原因

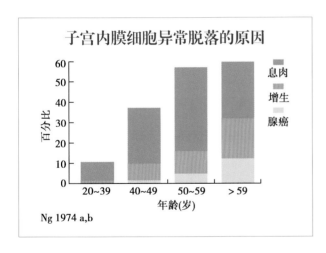

息肉
增生
腺癌

百分比
年龄(岁)

Ng 1974 a,b

AGC 随访结果

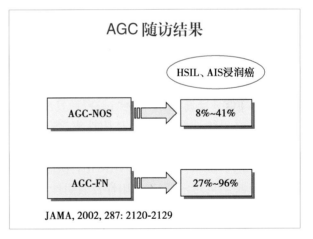

HSIL、AIS浸润癌

AGC-NOS → 8%~41%

AGC-FN → 27%~96%

JAMA, 2002, 287: 2120-2129

非典型子宫内膜细胞

- 脱落的非典型子宫内膜细胞无论是否与月经周期有关都是不正常的表现。
- 子宫内膜息肉、子宫内膜增生和宫内避孕器都可以引起非典型宫内膜细胞脱落,发生癌的危险也随年龄增加。
- 非典型宫内膜细胞表现为核增大,染色质增多、不规则和出现核仁。

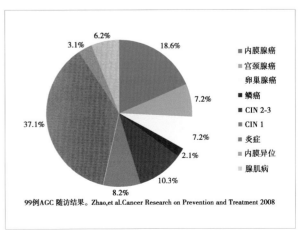

内膜腺癌
宫颈腺癌
卵巢腺癌
鳞癌
CIN 2-3
CIN 1
炎症
内膜异位
腺肌病

99例AGC 随访结果。Zhao,et al.Cancer Research on Prevention and Treatment 2008

AGC 的临床意义

- AGC 潜在三重危险（HSIL、AIS 及癌）。
- SIL 是 AGC 最常见的有意义发现。
- 细胞学区分不同类型的腺细胞有时很困难。
- 反应性腺细胞可以非常相似于瘤变的腺细胞。
- 判读 AGC 需谨慎。
- 临床病史对细胞学鉴别诊断很重要。

第三节 子宫颈癌检查病理学概述

涂片质量控制

- 做到满意的巴氏涂片
  - ➤ 取材充分。
  - ➤ 即时固定涂片。
  - ➤ 固定用酒精浓度 95%，不能低于 90%。
  - ➤ 固定时间不能少于 15 分钟。
  - ➤ 染色清晰。
  - ➤ 染色后及时封片。
- 申请单要填写完全。
- 提供相关的临床资料。

临床医生在提交病理活检中的注意事项

- 临床医生应简明说明此例病人为何行活检，提供月经史等，加强临床病理的沟通。
- 在阴道镜下，临床医生的重要所见，取材是否满意？是否取到转化区，标注所取每一块组织的详尽的部位。
- 细胞学检查结果及 HPV 检测结果。

阅片质量控制

- 阅片量：每天 ≤100 张。
- 复查：阴性标本要抽查至少 10%，对"高危"标本 100% 复查；阳性病例"讨论"后发出。
- 阅片结果统计及分析：总体阳性率，各级病变发生率，ASC/SIL。
- 病例随访资料：细胞学与 HR-HPV 检测、组织病理结果对比，复习假阳性及假阴性涂片修正诊断。

阴道镜活检标本的取材方法

- 用品：装标本用的冻存管/标本瓶，内置固定液。0.5cm 的微孔滤膜小块。牙签、镊子、记号笔和登记本。
- 方法：用戴有一次性乳胶手套的左手示指紧贴活检钳，右手持牙签，将活检钳内钳取的标本，拨到示指上摊平，用已备好的滤膜贴附上面，拇指轻压，迅速置于已装好固定液的标本瓶中，固定液的总量必须大于标本块的 5 倍以上。
- 目的：便于包埋过程中的定位，防止埋面不当造成组织的平切。

提出适当建议

处理建议参考本书第一部分第三章第三节"子宫颈癌筛查结果异常者的管理"。

子宫颈锥切标本

- 对于锥形切除的子宫颈标本，在手术切缘用墨水标记，同时在宫颈前唇挂线标记。
- 对于分块切除的标本应分瓶分装并详尽标记，以便于病理医生识别。

诊断名称及相关描述

- 阴性/炎症:正常宫颈黏膜、颈管内膜,慢性宫颈炎。
- 低级别鳞状上皮内病变(LSIL):湿疣病变,CIN1,轻度非典型性增生,以及挖空细胞病(纯 HPV 感染)。
- 高级别鳞状上皮内病变(HSIL):CIN2(p16+)、CIN3、中度非典型增生、重度非典型增生以及鳞状上皮原位癌。
- 鳞状上皮化生:包括不成熟化生。
- AIS:宫颈管内膜原位腺病。
- 微小浸润癌:根据 2018 年 FIGO 建议,间质浸润深度<3~5mm(且不再评价病变宽度)的早期宫颈癌,须注明是鳞状细胞还是腺癌。
- 浸润癌:浸润深度及范围超过微小浸润癌的子宫颈癌,需注明是鳞状细胞癌还是腺癌。
- 其他:上述内容之外的病理诊断,可具体注明诊断名称。

子宫颈病理诊断报告单

- 编号:□□□□□□-□□-□□-□□□□□□
- 病理编号□□□□□
- 姓名:　　年龄:　　联系电话:
- 身份证号:□□□□□□□□□□□□□□□□□□
- 住址:　省　　县(区)　乡(街道)　村(社区)　号

标本收集记录

取材部位	
取材编号	
取材块数	

取材医生_____取材记录_____取材日期:___年___月___日

The LAST Project

- 2012 年 3 月,CAP 和 ASCCP 起动了 LAST 项目(Lower anogenital squamous terminology)。
- 创立一种新的、改进的、与 HPV 感染相关的、包括肛门和所有下生殖道鳞状上皮内病变的病理术语(包括宫颈阴道、外阴等)。
- 目前 LAST 推荐的内容已被 2014 年出版的 WHO 妇科肿瘤分类所采纳。

子宫颈病理诊断报告单

病理诊断结果

切片编号	1	2	3	4	5	6	7
病理诊断							

注:诊断名称及相关描述:

综合诊断报告意见:_____

报告医生:_____报告日期:___年___月___日

The LAST Project(推荐)

- 低级别鳞状上皮内病变"low-grade squamous intraepithelial lesion"(LSIL)= CIN1 和纯 HPV 感染。
- 高级别鳞状上皮内病变"high-grade squamous intraepithelial lesion"(HSIL)= CIN2 和 CIN3。
- 提倡使用 p16 免疫组化染色协助诊断。

子宫颈病理诊断报告单

- 对于 LEEP 或锥切标本另附单详细记录取材情况,并进行编号。
- 诊断分部位记录诊断意见,并给出综合诊断意见。

The LAST Project

- 能清楚地进行交流和具有可重复性。
- 能反映病变的特征。
- 能评定病变的风险。
- 能指导临床治疗。
- 两级分类比三级分类更能关联病变的生物学行为,而且组织学诊断的重复性好。

子宫颈癌检查汇总表

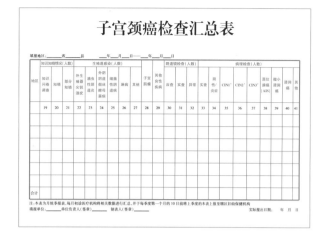

子宫颈锥切标本的取材

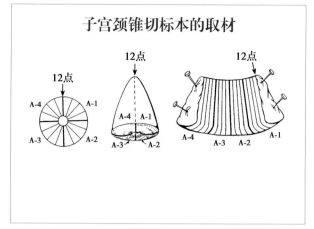

子宫颈癌筛查中的病理学技术操作流程

- 取材。
- 常规制片技术。

子宫颈锥切标本的取材

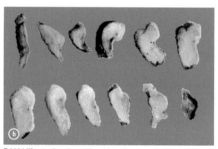

©2006 Elsevier Inc .Crum CP and Lee KR.*Diagnostic Gynecologic and Obstetric Pathology*

子宫颈活检标本的取材

- 活检标本,按照临床送检分部位、分块编号,与黏膜面垂直固定包埋。
- LEEP 及锥切标本从 12 点处平行与颈管纵轴的方向切开颈管,然后作连续取材,每 2~3mm 厚度一个蜡块,每一个蜡块在 3 个不同的平面上切片,以观察切缘情况。

子宫颈病理诊断报告单

- 编号:□□□□□□-□□-□□-□□□□□
- 病理编号□□□□□
- 姓名: 年龄: 联系电话:
- 身份证号:□□□□□□□□□□□□□□□□□□
- 住址: 省 县(区) 乡(街道) 村(社区) 号

标本收集记录						
取材部位	3°	6°	9°	12°	颈管	息肉	其他
取材编号	1	2	3	4	5	6	7
取材块数	1	1	1	1	碎数块	2	3

取材医生_____取材记录_____取材日期:___年___月___日

子宫颈锥切标本

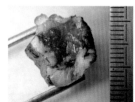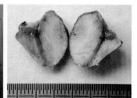

活检组织常规制片技术

总技术流程:
(1) 固定。
(2) 脱水。
(3) 透明。
(4) 浸蜡。
(5) 包埋。
(6) 切片。
(7) 烤片。
(8) HE 染色。

固 定

- 常用 12% 中性甲醛固定液配方

市售甲醛(40%)	120ml
D. W.	880ml
磷酸二氢钠	4g
磷酸氢二钠	13g

- 固定时间 4 小时以上，大标本应在 24 小时以上。

子宫颈阴道部组织学结构

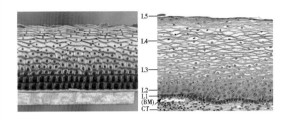

病理阅片

建议每个实施单位，有 2 名病理医师阅片，如果诊断一致，确定诊断，如果不一致，应增加第三位医师阅片，对确实有争议的病例，可请上级专家阅片诊断。

子宫颈管柱状上皮的组织学及细胞学

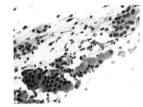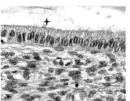

子宫颈组织病理诊断名称及相关描述

阴性/炎症:

- 正常黏膜。
- 鳞状上皮化生。
- 急慢性宫颈炎。
- 极轻微的细胞改变不足以诊断 SIL 病变。

子宫颈生理性改变

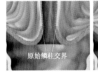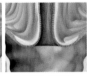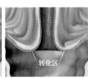

原始鳞柱交界　　　　　　　　　　　　转化区

青春前期:鳞状柱状上皮连接处位于宫颈外口内侧。

青春期后:宫颈管内膜柱状上皮及其下方的隐窝向外伸展，处于宫颈阴道部。

移行区:宫颈最初的鳞状柱状连接处与青春期后功能性鳞状柱状连接处之间的区域。

正常子宫颈组织学

- 宫颈外口(阴道部):主要被覆成熟的非角化性鳞状上皮。
- 宫颈内口:主要被覆分泌黏液的单层柱状上皮。
- 鳞柱交接:宫颈鳞状上皮与柱状上皮相交接处。
- 转化区(移行区):宫颈最初的鳞状柱状连接处与青春期后功能性鳞状柱状连接处之间的区域。

子宫颈移行带(转化区)

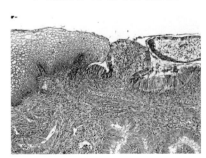

- 组织学特点:可以出现鳞状上皮化生。
- 几乎所有宫颈鳞状细胞癌均开始于这一区域。

鳞状上皮化生（squamous metaplasia）

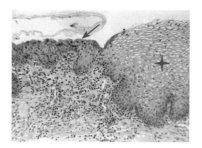

- 正常的鳞状上皮（红星）。
- 化生的鳞状上皮（绿星）。
- 颈管内膜细胞（蓝箭头）。

单纯疱疹病毒感染

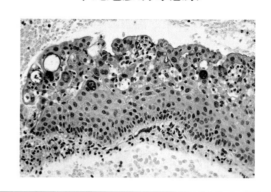

子宫颈炎症性病变

1. 慢性炎症
2. 急性炎症
3. 特殊感染
- 病毒感染：①单纯疱疹病毒感染；②巨细胞病毒感染
- 衣原体
- 梅毒
- 结核
- 真菌

巨细胞病毒感染

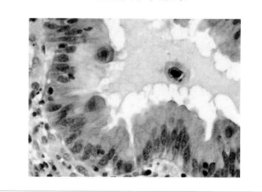

慢性子宫颈炎（chronic cervicitis）

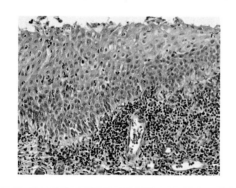

衣原体感染

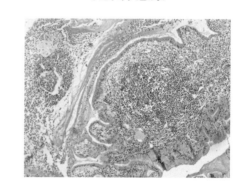

急性子宫颈炎（acute cervicitis）

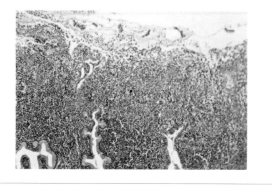

结核性子宫颈炎

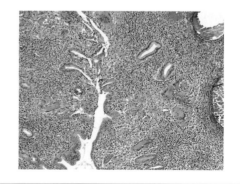

极轻微的细胞改变不足以诊断 SIL 病变

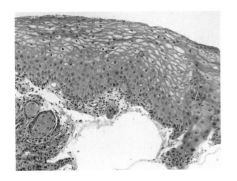

鳞状上皮高度病变（HSIL）

- 定义:这种鳞状上皮内病变如果未进行处理将会有进展为浸润癌的危险。
- 同义词:CIN2、CIN3,鳞状上皮中度不典型增生、鳞状上皮重度不典型增生和原位癌（CIS）。
- 流行病学:发病年龄低于浸润癌约 20 岁,但流行病的危险因素相似。
- 变异型 HSIL
  ➢ 薄层 HSIL:<10 细胞层;
  ➢ 角化型 HSIL;
  ➢ 乳头状鳞状细胞原位癌或非浸润性乳头状鳞状-移行细胞癌。

——2014 年 WHO 妇科肿瘤病理分类

鳞状上皮低度病变（LSIL）

- 定义:显示 HPV 感染的临床和形态特征的鳞状上皮内病变,低级别病变意指未来发生癌的风险低。
- 同义词:CIN1、鳞状上皮轻度不典型增生、扁平湿疣、非典型的挖空细胞。
- 流行病学:由 HPV 引起（80% 的 20 岁±妇女和 5% 的 50 岁±妇女可查到 HPV 感染）,超过 40 种以上的 HPV 型别可以感染宫颈（主要 13~15 种 HR HPV 和 4~6 种 LR HPV）。

——2014 年 WHO 妇科肿瘤病理分类

鳞状上皮高度病变（HSIL）

- 组织发生:>90% HSIL 由 HR HPV 引起,HSIL 是由 LSIL 进展而来或最初即为 HSIL 存在争议,但 HSIL 被认为是克隆性增生。
- HSIL 预后:尚没有一种可靠的生物标记将需要治疗的 HSIL 与可安全随诊的 HSIL 区分开来,两者在临床和阴道镜也无法区分,大多数患者通过治疗达到治愈,病变大小与能否完整切除相关,HSIL 是否累及切缘与预测复发相关,一般认为术后 12 个月检测 HPVDNA 能很好的预测复发和病变残留。

——2014 年 WHO 妇科肿瘤病理分类

鳞状上皮低度病变（LSIL）

- 表示 HPV 病毒颗粒感染宿主鳞状上皮之后的形态学改变,但形态改变并非预测 HPV 亚型,尽管有些资料显示 HPV16/18 型能更快地造成病变发展。
- 由于纯粹的 HPV 感染与 CIN1（有时称为扁平湿疣）生物学特征相同,故鉴别两者的意义不大,LAST 推荐将这些病变都归类到 LSILs。

——2014 年 WHO 妇科肿瘤病理分类

p16 免疫组化染色

- p16 免疫组化染色能有效改善诊断高级别 CIN 的可靠性。
- 当 HE 拟诊为高级别 SIL 时,使用 p16IHC 能进一步证实该诊断。
- p16 用于鉴别高度病变（>CIN 2）与貌似的癌前病变（不成熟鳞化、萎缩和修复性上皮）。
- p16 不宜用于 LSIL（CIN1）与阴性病例的鉴别,因为 CIN1 时,p16 可以阳性或阴性。
- 对于"典型的"CIN1 及 CIN3,不推荐使用 p16 免疫组化染色。

鳞状上皮低度病变（LSIL）

- 组织发生:大多数 LSIL（80%~85%）由 HR HPV 引起,其他由 LR HPV,若出现 HPV 阴性的 LSIL,则应考虑是否与相似的非 HPV 感染病变混淆或 HPV 检测失败所致。
- LSIL 预后:若一年左右病变消退,则预后非常好,HPV 型别高度与进展为 ≥HSIL 相关,主要是 HPV16 型,其他不良因素如老年、免疫缺陷、抽烟,部分资料显示 p16 阳性进展风险增加。

——2014 年 WHO 妇科肿瘤病理分类

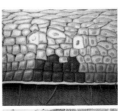
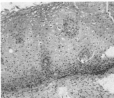
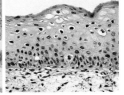

- LSIL（CIN 1）:包括 HPV 感染所致的湿疣病变,基底细胞增生和挖空细胞形成,上 2/3 层为分化成熟细胞,细胞轻度异型,并主要位于下 1/3 层,核分裂也出现在这一层。

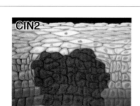

- HSIL(CIN 2):成熟细胞出现在上皮的上 1/2。细胞核的异型较 CIN 1 更为明显,核分裂像增多,主要存在于上皮的下 2/3 层。异常核分裂象出现。

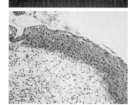
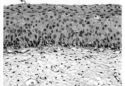

HPV 感染 SIL 命名变化后临床处理中的问题

- 按照新分类 CIN2,CIN3 归入 HSIL 后,是否会有更多的病变归入 HSIL?
  - ➤ CIN2+p16+=HSIL
- p16 阳性的 CIN1 如何处理?
  - ➤ CIN1+p16+= LSIL

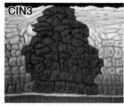

- HSIL(CIN 3):成熟细胞仅见于上 1/3 层或完全缺如,细胞核的异型见于上皮的大部分或所有层,核分裂象多见,并见于上皮全层。异常核分裂象常见。

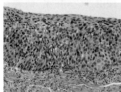
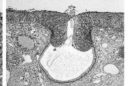

HPV 感染 SIL 命名变化后临床处理中的问题

SIL 分类后 HSIL(CIN2 与 CIN3)如何处理?"年轻女性"与其他已完成生育的中老年女性之间处理是否应有差别?

➤ 对于被定义为 HSIL 的 CIN2/p16+或 CIN3 的年轻女性预后情况尚缺乏直接数据。

➤ 大部分感染的年轻女性为新近感染:

①90%在 2~3 年内可被清除;②HSIL 者在进展为癌之前经过了很长的潜伏期;③25 岁以下浸润癌的发生率为 1.5/100 000(SEER)。

行 p16 染色后的处理

Last 项目的处理原则

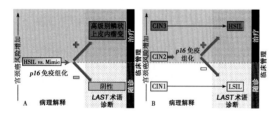

年轻女性鳞状上皮病变转归

有文献显示:年轻女性的 CIN2 病变更易消退。

- Guedes 等对 43 例平均年龄为 30 岁(18~67 岁)CIN2 患者进行为期 1 年的随访,发现 65% 的病例消退为正常或 CIN1,持续为 CIN2 的比例为 11.6%,仅 5 例进展为 CIN3。
  ——Anticancer Res, 2010 ,30(6):2319-2323
- Moscicki 对 95 名年龄在 13~24 岁的 CIN2 患者随访 3 年,38% 在一年转归至正常,3 年转归率为 68%,而在 1 年、2 年、3 年内的进展率仅分别为 2%、12%、15%。
  ——Obstet Gynecol,2010,116:1373-1380
- Moore K 和 Cofer A 等对 52 例 CIN2 患者随访,发现 65% 的 ≤21 岁的年轻女性在 18 个月内自然消退至正常。
  ——Obstet Gynecol,2007,197:141. e1-6

新命名后组织学诊断后临床管理指南

- LSIL:类似 CIN1 管理。
- HSIL:类似 CIN2/3 管理。
- 限组织病理学结果。

新命名后临床管理要点

- LSIL——按 CIN1 进行管理。
- LSIL(疑似 CIN2/p16 阴性)应每 6 个月接受 2 次细胞学检查或每 12 个月接受 1 次 HPV 检查。
- 大部分 HSIL 女性——按 CIN2/3 进行管理。
- 年轻 HSIL 女性。
  - ➤ 如果 HSIL,建议每 6 个月接受一次细胞学检查和阴道镜检查;
  - ➤ 如果持续 24 个月应接受治疗;
  - ➤ 如果阴道镜检查结果不满意应接受治疗;
  - ➤ 如果阴道镜下病变变大或更加严重应接受治疗。
  ——Waxman AG, Chelmow D, Darragh TM, et al. Obstet Gynecol, 2012 ,120(6):1465-1471.

子宫颈组织病理诊断名称及相关描述

AIS:子宫颈管内膜原位腺癌。

- 子宫颈黏膜保持正常腺体结构,细胞学表现恶性的上皮细胞累及全部或部分黏膜表面或腺腔上皮。
- 这些细胞核增大,染色质粗糙,有小的单个或多个核仁,核分裂活性增加,可有不同程度的细胞核复层。

微小浸润型腺癌

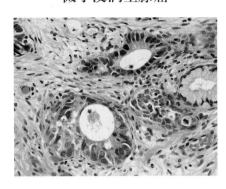

AIS:子宫颈管内膜原位腺癌

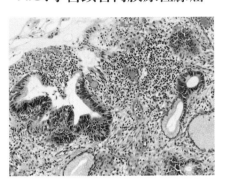

子宫颈组织病理诊断名称及相关描述

子宫颈浸润癌(包括鳞状细胞癌和腺癌)

- 浸润深度及范围超过微小浸润癌的子宫颈癌,须注明是鳞状细胞癌还是腺癌。
- 具体诊断分类命名及形态学表现按照 WHO 诊断标准进行。

子宫颈组织病理诊断名称及相关描述

微小浸润癌(包括鳞状细胞癌和腺癌):
根据 2018 年 FIGO 建议,间质浸润深度<3~5mm(且不再评价病变宽度)的早期子宫颈癌。

2014 年 WHO 子宫颈鳞癌分类

- 角化型(keratinizing)
- 非角化型(non-keratinizing)
- 乳头状(papillary)
- 基底样(basaloid)
- 湿疣状(warty)
- 疣状(verrucous)
- 鳞状移行细胞性(squamotransitional)
- 淋巴上皮样(lymphoepithelioma-like)

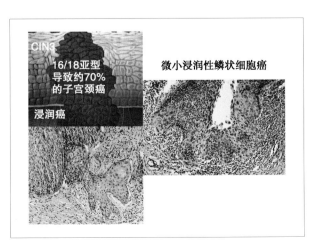

CIN3
16/18亚型导致约70%的子宫颈癌
浸润癌
微小浸润性鳞状细胞癌

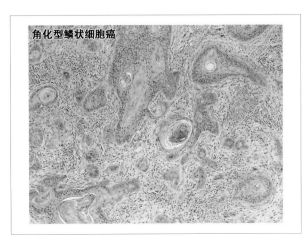

角化型鳞状细胞癌

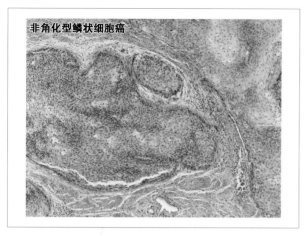

非角化型鳞状细胞癌

2014 年 WHO 子宫颈 腺癌分类

- 浆液性癌:少见,相似卵巢浆液癌,要排除卵巢、子宫、腹膜后原发方可诊断。
- 中肾管腺癌:来自中肾管残余,为被覆立方上皮的小腺管或宫内膜样腺管,免疫组化有助于诊断:CR、Vim、CD10、PAX-8、TTF-1$^+$、ER/PR、CEA$^-$。
- 混合性腺癌——神经内分泌癌:子宫颈类癌、非典型类癌罕见,而腺癌合并小细胞癌比大细胞癌更常见。

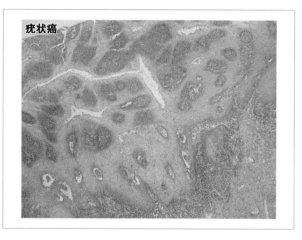

疣状癌

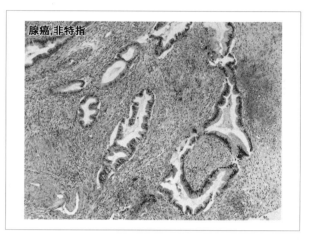

腺癌,非特指

2014 年 WHO 子宫颈 腺癌分类

- 子宫颈内膜型:占子宫颈腺癌的 90%,高表达 p16 和 Ki-67,也表达 ProExC(McM2 和 TopIIA)。
- 黏液腺癌(非特殊型)。
  ➢ 胃型:占子宫颈腺癌 25%(日本研究),呈胃型上皮分化,包括微偏腺癌(恶性腺瘤)占宫颈腺癌 1%,是相似于正常宫颈腺体的高分化黏液腺癌。浸润深度是诊断关键,活检不易诊断。部分可 P-J 综合征有关。
  ➢ 肠型:类似于大肠癌,常见杯状细胞,有时还能见到内分泌细胞和潘氏细胞。
  ➢ 印戒细胞型:较罕见,需与转移癌鉴别。

黏液腺癌

2014 年 WHO 子宫颈 腺癌分类

- 绒毛管状腺癌:外生性病变,与结直肠绒毛管状腺瘤相似,预后好。
- 宫内膜样癌:占子宫颈腺癌 5%。相似宫体宫内膜样腺癌,但鳞化不常见,需注意与宫内膜腺癌累及宫颈鉴别。
- 透明细胞癌:少见,主要由透明细胞和鞋钉样细胞构成,呈实性、腺管或乳头状排列,类似于卵巢、子宫内膜和阴道同类肿瘤。

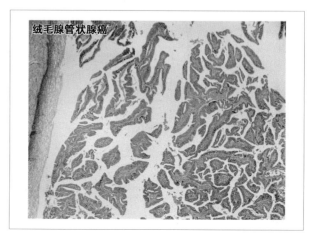

绒毛腺管状腺癌

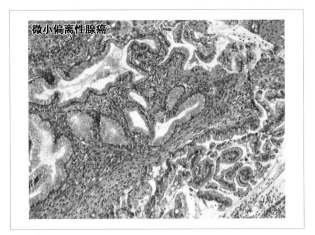

微小偏离性腺癌

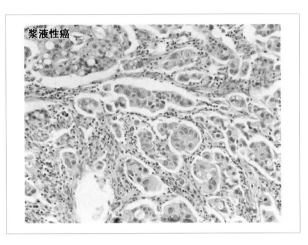

浆液性癌

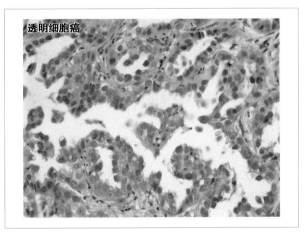

透明细胞癌

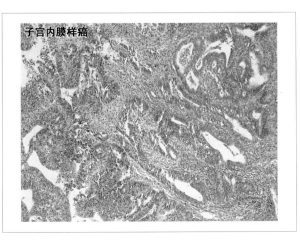

子宫内膜样癌

子宫颈组织病理诊断名称及相关描述

其他：

上述病理诊断内容不能涵盖的病变，如淋巴瘤，间叶肿瘤，转移癌等。

子宫颈病理诊断报告单

病理诊断结果						
切片编号	1	2	3	4	5	6 7
病理诊断	LSIL（CIN 1）	HSIL（CIN 2）	炎症	炎症	良性颈管黏膜	

注：诊断名称及相关描述：

综合诊断报告意见：HSIL（CIN 2）

报告医生：＿＿＿＿＿报告日期：＿＿年＿＿月＿＿日

子宫颈癌检查汇总表

病理检查（人数）								
实查	阴性/炎症	LSIL CIN1	HSIL CIN2	HSIL CIN3	AIS	微小浸润癌	浸润癌	其他
33	34	35	36	37	38	39	40	41
150	100	15	10	10	1	4（鳞癌）	6（5 鳞癌 1 腺癌）	5

组织病理学检查质控

- 抽查 10% 的病理切片，由专家进行复核，诊断结果符合率达到 90%。

注：本教材部分图片取自国际癌症研究会宫颈癌培训网站

第二章　子宫颈癌一级预防

子宫颈癌综合防控策略

1 一级预防
1）健康教育：对适龄男女开展安全性行为教育(推迟初次性行为年龄、减少高危性行为，促进安全套使用、禁烟、包皮环切等)。
2）适龄女性HPV疫苗接种(9~45岁)。

2 二级预防
1）定期开展子宫颈癌筛查。
2）早诊、早治癌前病变和宫颈癌。
3）接种过HPV疫苗的女性仍需定期筛查。

3 三级预防
子宫颈浸润癌的治疗
1）手术。
2）放疗和化疗。
3）姑息疗法。

社会动员

主要作用体现
1. 激发决策者和领导层重视并支持此工作，促成相应政策、法规的制定。
2. 筹集人力、物力、财力等宫颈癌防控所需资源，并做到合理调配和使用。
3. 促成社会相关行业、部门间的合作机制。
4. 提高公众对于子宫颈癌防控的认识和了解，激发公众主动参与 HPV 疫苗接种、筛查和癌前病变治疗的意愿与积极性，使个体获得更多相关的自我保健信息和技能。

一级预防

1. 社会动员、健康教育和咨询。
2. 预防性 HPV 疫苗接种。

社会动员

五个连续的步骤
1. **确定目标人群**　政策倡导/制定者。
2. **寻找合作者及支持者**　中华全国妇女联合会、教育、媒体、基金会、企业等。
3. **制订行动计划**　明确目标、主要活动、产出等。
4. **相互支持与协作**　参与和协作程度。
5. **监测与评价**　过程和结果。

社会动员、健康教育和咨询

目的
促进大众正确理解和认识 HPV 疫苗接种、子宫颈癌筛查和癌前病变治疗的目的意义，主动接受和利用预防保健服务。提高 HPV 疫苗和宫颈癌筛查的覆盖率。

健康教育：步骤和内容

一、明确具体目标
1. 提高大众对子宫颈癌的主要病因、危险因素及从 HPV 感染到子宫颈癌发病过程的知晓率。
2. 提高安全性行为的保护意识，减少性传播疾病的发生率。
3. 提高妇女对子宫颈癌症状和体征的识别能力。
4. 消除对 HPV 感染和子宫颈癌的无知、恐惧和羞耻感。
5. 提高妇产科医护人员子宫颈癌防控的基本知识和技能。
6. 提高 HPV 疫苗接种率。
7. 提高适龄妇女(25~64 岁)子宫颈癌筛查率。
8. 提高子宫颈癌筛查结果异常/阳性妇女的随访率和确诊率。
9. 提高子宫颈癌前病变和子宫颈癌的治疗率和随访率。

健康教育:步骤和内容

二、确定目标人群

1. 青少年女孩和适龄妇女。
2. 与子宫颈癌防控相关的专业技术人员。
3. 社区领导和社区卫生人员。
4. 政策制定者、卫生管理人员、非政府组织、社会团体和媒体人等。

健康教育:步骤和内容

六、确定健康教育场所和传播方式

1. 确定健康教育场所 社区、学校、医疗保健机构等。
2. 确定传播方式 图书、杂志、张贴画、小折页、广播、电视、网络、专题讲座等。

七、督导与评价

指标:知晓率、知识正确率、覆盖率、筛查率等。

健康教育:步骤和内容

三、建立协作组织和工作团队

1. 建立协作组织。
2. 确定工作团队。

四、培训健康教育工作人员

1. 培训的准备与实施。
2. 合格的健康教育者(知识、技能)。

咨询

主要适合用于

- HPV 疫苗接种前后。
- 筛查方法的选择。
- 筛查异常者进一步诊断前(如阴道镜)和癌前病变治疗前的咨询。

帮助咨询者作出决定须满足以下两个条件:

- 要与咨询者建立相互信任的关系。
- 能够获取准确和完整的信息。

健康教育:步骤和内容

五、制作健康教育材料

核心信息包括:

1. 关键信息。
2. HPV 感染与子宫颈癌。
3. 易患子宫颈癌的高危人群。
4. HPV 疫苗接种。
5. 筛查和早诊早治。
6. 识别子宫颈癌的症状和体征。
7. 知情同意和自愿选择。

咨询

一、基本原则

1. 尊重个人隐私。
2. 遵守保密原则。

二、咨询技巧

1. 说的技巧。
2. 听和问的技巧。
3. 反馈技巧。
4. 非语言交流技巧。

举例:关键信息

- 子宫颈癌是一种可以预防的疾病。
- 预防性 HPV 疫苗是安全有效的。
- 子宫颈癌前病变可以通过定期筛查及早发现和诊断。
- 所有 25~64 岁的女性都需要定期进行子宫颈癌筛查。
- 一旦发现子宫颈癌前病变需及时治疗,否则有可能发展为子宫颈癌。
- 子宫颈癌如早期发现并规范治疗,可有望治愈。

预防性 HPV 疫苗接种

在全球上市的三种 HPV 疫苗特点

	二价疫苗	四价疫苗	九价疫苗
上市时间	2007 年	2006 年	2014 年
中国获批时间	2016 年 7 月	2017 年 5 月	2018 年 4 月
在中国的目标人群	9~45 岁女性	20~45 岁女性	16~26 岁女性
疫苗类型	HPV-16 和 HPV-18 VLP,L1 衣壳	HPV-6/11/16/18 VLP,L1 衣壳	HPV-6/11/16/18/31/33/45/52/58 VLP,L1 衣壳
佐剂	500μg 氢氧化铝和 50μg 3'-单磷酸酯 A(AS04)	225μg 非晶形羟基磷酸铝硫酸盐	500μg 非晶形羟基磷酸铝硫酸盐
重组技术	杆状病毒表达	酵母菌表达	酵母菌表达
接种方案	第 0、第 1 和第 6 个月	第 0、第 2 和第 6 个月	第 0、第 2 和第 6 个月

HPV 疫苗的目标人群

一、目标人群

1. 9~45 岁女性(CFDA 批准);
   建议人群接种:13~15 岁女孩。
2. 接种程序[0、1(2)、6 个月];按照说明书。
   接种部位:上臂三角肌。
3. 具有资质的接种单位接种。

疫苗的作用机制

- 三种疫苗均使用重组 DNA 技术。
- 即由纯化的 L1 结构蛋白自动组装形成 HPV 型别特异性空壳,称为病毒样颗粒(VLP)。
- VLP 在立体结构以及抗原性方面都与 HPV 相似,但不包含 HPV 的致癌 DNA,所以不具有完整 HPV 病毒颗粒的感染性,却具有刺激机体产生中和抗体的能力。
- 且不含抗生素或防腐剂。

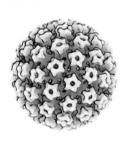

预防性疫苗均源自 HPV 衣壳蛋白组装成的 VLP

HPV 疫苗的免疫策略

二、HPV 疫苗在特殊人群中的使用:HIV 阳性和孕妇(没有研究证据,按说明书)。

三、HPV 疫苗的接种策略(个人、有组织)。

四、人群动员及公众沟通。

五、接种服务管理。

六、HPV 疫苗预防接种计划的监督和评估。

HPV 疫苗的作用

- 用于预防因高危 HPV16/18 型或其他 31/33/45/52/58 所致的:
  - ➤ 子宫颈癌
  - ➤ 2 级、3 级子宫颈上皮内瘤样病变(CIN2/3)和原位腺癌
  - ➤ 1 级子宫颈上皮内瘤样病变(CIN1)
- 预防因低危 HPV6/11 感染所致的生殖器疣。

HPV 疫苗 WHO 立场文件
(2017 更新版)

1. HPV 疫苗作为预防子宫颈癌的一级预防的主要手段。
- 主要目标年龄人群是 9~14 岁的女孩,进入性活跃期之前。
- 女孩 HPV 疫苗接种率超过 80%,可以降低男孩 HPV 感染的风险。次要目标为大于 15 岁的女性或者男性。
- 四价对 9~13 岁,九价对 9~14 岁可采取 2 剂次(0、6 个月)接种。

HPV 疫苗的效果

一、疫苗的保护效果

二、疫苗的安全性、副作用和禁忌证

- 目前尚无足够数据支持孕妇接种疫苗的安全性,但并非绝对禁忌证,所以暂不推荐妊娠或哺乳期女性接种 HPV 疫苗。
- 接种 HPV 疫苗后出现的不良事件通常并不严重,主要为局部反应,且持续时间短。

HPV 疫苗 WHO 立场文件
(2017 更新版)

2. 截至 2017 年 3 月 31 日,全球 71 个国家(37%)已将针对女孩接种 HPV 疫苗纳入国家免疫规划,另外 11 个国家(6%)同时将男孩接种 HPV 疫苗纳入国家免疫规划。
3. 3 种 HPV 疫苗对预防子宫颈癌均有良好的安全性、保护效力和有效性。
4. 70% 子宫颈癌由 HPV16 和 18 型引起,且临床研究结果显示,二价和四价 HPV 疫苗均可对非疫苗型别高危 HPV31、33、45 型有交叉保护作用,这 3 种亚型与 13% 的子宫颈癌相关。

HPV 疫苗 WHO 立场文件
（2017 更新版）

5. 在疫苗接种后，仍需按照相关常规接受子宫颈癌的筛查。
6. 疫苗临床试验显示，抗体滴度在接种第 3 剂 4 周后出现高峰，在随后 1 年内下降，18 个月抗体滴度水平处于稳定的平台期。接种 HPV 疫苗后的血清学应答远高于自然感染后的应答（10~1 000 倍）。
7. 保护效力有赖于疫苗所诱导的高水平和高质量（亲和力强）的中和抗体。

美国妇产科医师学会（2017）

1. 不建议在接种疫苗前进行 HPV DNA 检测。
2. 但仍建议已开展 HPV DNA 检测且结果为阳性的患者接种 HPV 疫苗。
3. 同时仍建议曾有巴氏涂片结果异常或生殖器疣病史的患者接种 HPV 疫苗。

注意：目前上市产品均为预防性 HPV，没有治疗作用。

第三章　子宫颈癌筛查及癌前病变处理

第一节　子宫颈的解剖学、组织病理学及其临床意义

女性生殖器官

- 外生殖器
- 内生殖器

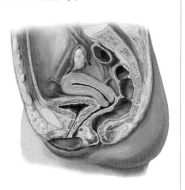

目　录

一、女性生殖系统的解剖学
二、子宫颈的组织学
三、子宫颈鳞柱交接的移位
四、转化区的形成及转化区识别的意义
五、女性外阴、阴道、子宫颈的常见异常

女性外生殖器官（外阴）

女性外生殖器官指女性生殖器官的外露部分，又称外阴，包括：
- 阴阜：耻骨联合前隆起的脂肪垫。
- 大阴唇：起自阴阜、止于会阴的一对隆起的皮肤皱褶，内有丰富的血管、淋巴管与神经。
- 小阴唇：位于大阴唇内的一对薄皱褶，富于神经末梢，极其敏感。
- 阴蒂：位于两侧小阴唇顶端，是与男性阴茎海绵体相似的、性兴奋时可勃起的器官。
- 阴道前庭：小阴唇之间的菱形区。
- 会阴：阴道前庭后端与肛门之间的软组织。

一、女性生殖系统的解剖学

女性外生殖器官（外阴）

- 阴阜
- 大阴唇
- 阴蒂
- 小阴唇
- 阴道前庭
- 会阴

阴道前庭

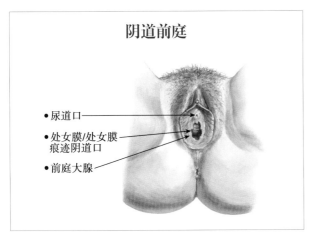

- 尿道口
- 处女膜/处女膜痕迹阴道口
- 前庭大腺

阴　道

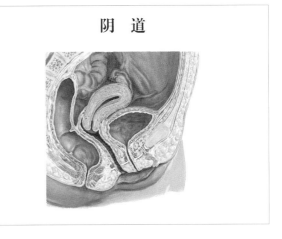

女性外生殖器官——复习

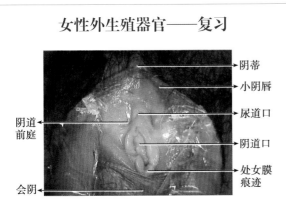

阴道前庭　　　　　　　阴蒂
　　　　　　　　　　　小阴唇
　　　　　　　　　　　尿道口
　　　　　　　　　　　阴道口
会阴　　　　　　　　　处女膜痕迹

阴道穹窿

阴道上部包绕子宫颈阴
道部周围的空间为阴
道穹窿,分为:
- 前穹窿:位于子宫颈
  与阴道前壁之间
- 后穹窿:位于子宫颈
  与阴道后壁之间
- 侧穹窿:位于子宫颈
  与阴道侧壁之间

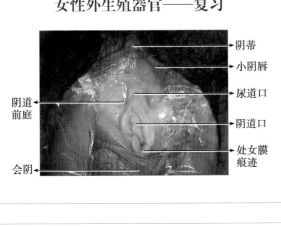

女性内生殖器官

- 阴道
- 子宫
- 输卵管
- 卵巢

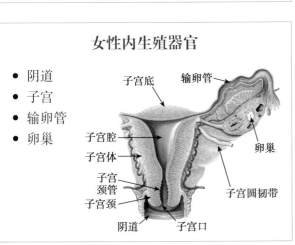

子宫底　　　输卵管
子宫腔
子宫体　　　　　　卵巢
子宫
颈管
子宫颈　　　子宫圆韧带
阴道　　子宫口

子　宫

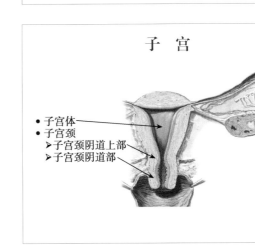

- 子宫体
- 子宫颈
  ➢ 子宫颈阴道上部
  ➢ 子宫颈阴道部

阴　道

- 由黏膜、肌层和纤维组织膜构成,有很多横纹皱襞。
- 位于真骨盆下部中央,上宽下窄,前短后长。
- 为性交器官、经血排出和胎儿娩出的通道。
- 前壁紧邻膀胱,后壁紧邻直肠。
- 阴道黏膜色粉红,表层为复层鳞状上皮覆盖。

子宫颈的大小与形状

- 子宫颈是子宫的开口。
- 呈圆柱形,长 3~4cm,直径 2.5~3.5cm。
- 子宫颈外口开口于阴道。
- 子宫颈内口是子宫体与子宫颈的连接部位,位于阴道上方。

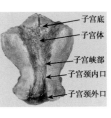

子宫底
子宫体
子宫峡部
子宫颈内口
子宫颈外口

子宫颈的结构

- 子宫颈分为：
  - ➤ 子宫颈阴道部
  - ➤ 子宫颈阴道上部
- 子宫颈管：穿过子宫颈连接阴道和子宫腔，从子宫颈内口延伸至外口。

子宫颈外口——复习

?产妇　　　　?产妇

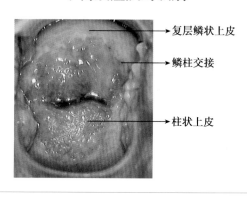

子宫颈的结构

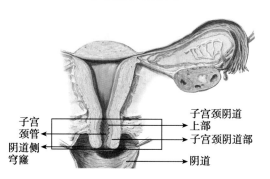

子宫颈管 → 子宫颈阴道上部
阴道侧穹窿 → 子宫颈阴道部
→ 阴道

二、子宫颈的组织学

子宫颈阴道部

通过窥器的检查可看见子宫颈阴道部。

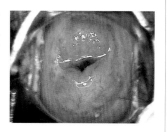

子宫颈的组成

- 子宫颈由致密的纤维肌肉结缔组织组成。
- 子宫颈被覆两种上皮组织
  - ➤ 复层鳞状上皮，覆盖子宫颈阴道部的大部分区域。
  - ➤ 柱状上皮，覆盖子宫颈管以及部分子宫颈阴道部。
- 两种上皮交接处形成鳞柱交接。

→ 柱状上皮
→ 鳞柱交接
→ 复层鳞状上皮

子宫颈外口

- 子宫颈外口大小和形状随年龄、激素水平、妊娠、是否经阴道分娩过等因素而变化。
- 未产妇：子宫颈外口呈小圆口状。
- 经产妇：子宫颈外口呈大而不规则的横裂状。

子宫颈组织的识别

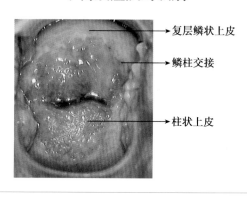

→ 复层鳞状上皮
→ 鳞柱交接
→ 柱状上皮

复层鳞状上皮

- 覆盖子宫颈阴道部的大部分区域。
- 肉眼检查呈粉红色,表面光滑。
- 鳞状细胞有 15~20 层,人为将其分为四层,从底层向表层逐渐成熟,细胞变大,而细胞核变小。
  - ➤ 基底层:单层,核质比高,栅栏状垂直排列。
  - ➤ 旁基底层:2~5 层,胞质较多,分裂象多见。
  - ➤ 中层:扁平,胞质丰富,核小而深,糖原丰富,"筐篮编织状"。
  - ➤ 表层:核固缩,胞质嗜酸性带状。
- 基底膜将鳞状上皮与其下方的组织分开。
- 基底细胞成熟并形成上层细胞。

复层鳞状上皮

与阴道上皮相似,子宫颈复层鳞状上皮受激素影响

- ➤ 年轻妇女增生较活跃,糖原增多。
- ➤ 绝经后妇女呈萎缩状,糖原减少或消失。
- ➤ 妊娠时表层细胞明显增生。

复层鳞状上皮示意图

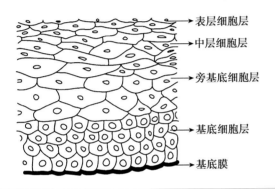

表层细胞层
中层细胞层
旁基底细胞层
基底细胞层
基底膜

柱状上皮

柱状上皮也称腺上皮,为单层核深染的高柱状上皮。

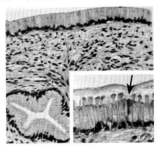

复层鳞状上皮

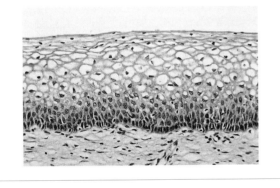

柱状上皮

- 覆盖自子宫颈内口至新鳞柱交接的区域。
- 为单层上皮。
- 较鳞状上皮薄。
- 裸眼见为不平的红色区域。
- 柱状上皮内的腺细胞可分泌子宫颈黏液。

柱状上皮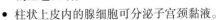

复层鳞状上皮

成年妇女的复层鳞状上皮有两种类型
➤ 胚胎期形成的原始鳞状上皮
➤ 新形成的化生鳞状上皮

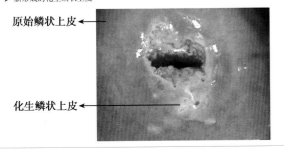

原始鳞状上皮

化生鳞状上皮

柱状上皮

- 红色的柱状上皮与粉色的复层鳞状上皮于子宫颈鳞柱交接处相接。
- 柱状上皮可覆盖部分子宫颈阴道部,称为子宫颈柱状上皮异位或外翻。
- 柱状上皮覆盖子宫颈阴道部的程度受妇女的年龄、激素水平及生育状况等决定。

子宫颈腺体

- 子宫颈腺体是子宫颈管柱状上皮向下凹陷形成的复杂分支状结构,专业上应称之为"隐窝"。
- 腺体位于黏膜层,黏膜层厚度约 5mm,偶尔可达 10mm。
- 子宫颈腺体开口被堵塞后,分泌的液体潴留形成"纳氏"囊肿。

子宫颈纳氏囊肿

子宫颈腺体隐窝

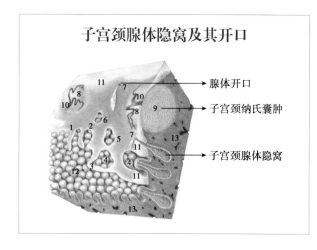

子宫颈柱状上皮异位或外翻

- 子宫颈柱状上皮异位或外翻,既往曾被称为"子宫颈糜烂"。
- 青春期或妊娠期女性受激素水平影响导致子宫颈柱状上皮异位或外翻。

子宫颈腺体隐窝及其开口

腺体开口

子宫颈纳氏囊肿

子宫颈腺体隐窝

子宫颈柱状上皮异位或外翻

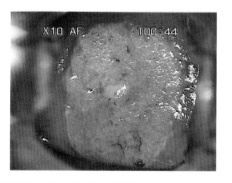

子宫颈腺体

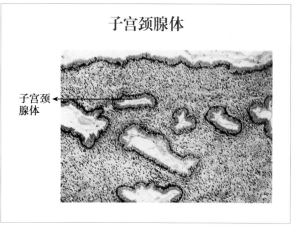

子宫颈腺体

三、子宫颈鳞柱交接的移位

鳞柱交接 SCJ

鳞柱交接 SCJ 为子宫颈复层鳞状上皮与单层柱状上皮的交接处：

➤ 原始鳞柱交接 OSCJ：原始的鳞状上皮与柱状上皮的交接处。在胚胎期形成的，常见于青春期前或青春期后及育龄早期，位于远离子宫颈外 口的子宫颈阴道部。成年女性因柱状上皮的化生形成"鳞鳞交接"。

➤ 新鳞柱交接 NSCJ：化生的鳞状上皮与柱状上皮的交接处，随体内雌激素水平变化而移位。

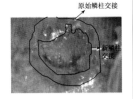

鳞柱交接移位——青春期后

青春期及生育期，尤其是妊娠期，雌激素的增多使柱状上皮外移至子宫颈阴道部。

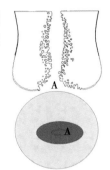

鳞柱交接 SCJ

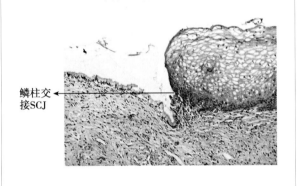

鳞柱交接移位——绝经后

- 绝经后雌激素水平低落，外移的柱状上皮以及化生的鳞状上皮一并退缩至子宫颈管内。
- 绝经后鳞状上皮的化生过程结束。

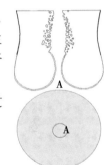

鳞柱交接移位

随体内雌激素水平变化而移位：

➤ 新生女婴在母体内受到胎儿-胎盘单位分泌的高雌激素影响时，柱状上皮向外扩展，占据一部分子宫颈阴道部。

➤ 幼女期，由母体内来的雌激素作用消失后，柱状上皮退至子宫颈管内。

➤ 青春期以及生育期，尤其是妊娠期，雌激素的增多使柱状上皮再次外移至子宫颈阴道部。

➤ 绝经后雌激素水平低落，柱状上皮再次退至子宫颈管内。

绝经后子宫颈

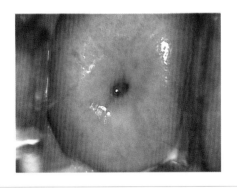

鳞柱交接移位——青春期前

青春期前，雌激素水平低，原始鳞柱交接位于子宫颈外口。

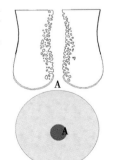

四、转化区的形成及转化区识别的意义

转化区 TZ

转化区是指子宫颈原始鳞柱交接与新鳞柱交接之间的区域。

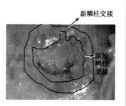

转化区 TZ

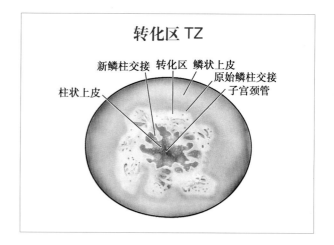

新鳞柱交接 转化区 鳞状上皮 原始鳞柱交接 子宫颈管 柱状上皮

鳞状上皮化生

- 青春期后外移至子宫颈阴道部的柱状上皮，在阴道酸性环境下逐渐被鳞状上皮所替代，此过程被称为鳞状上皮化生。
- 鳞状上皮化生过程不可逆。
- 化生后的鳞状上皮与柱状上皮的交接被称为新鳞柱交接。

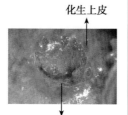

化生上皮

新鳞柱交接

TZ 组成

化生的鳞状上皮：
➢ 成熟化生的鳞状上皮
➢ 不成熟化生的鳞状上皮

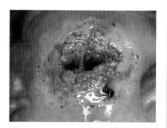

引起鳞状上皮化生的因素

- 机械性刺激。
- 慢性炎症。
- 阴道内 pH 变化。
- 阴道内微环境变化。
- 当体内雌激素水平升高，柱状上皮外移至子宫颈阴道部便开始了化生的过程。

子宫颈鳞状化生上皮

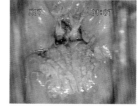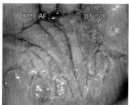

转化区的形成

- 鳞状上皮取代柱状上皮的过程——鳞状上皮化生。
- 鳞状上皮化生的可能机制
  ➢ 原有的鳞状上皮继续延伸生长并覆盖新的表皮。
  ➢ 柱状储备细胞经过化生形成新的鳞状细胞。

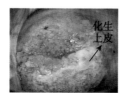

化生上皮

子宫颈鳞状化生上皮

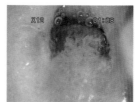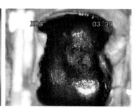

子宫颈鳞状化生上皮

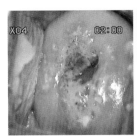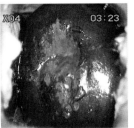

TZ 组成

柱状上皮小岛：
➤ 鳞状上皮化生不同步形成。
➤ 一旦被上皮组织覆盖则会形成纳氏囊肿。

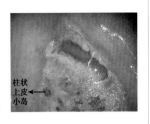

柱状上皮小岛

TZ 组成

纳氏囊肿：
➤ 子宫颈腺体隐窝被化生上皮覆盖后形成。
➤ 分泌的黏液潴留形成"囊肿"。
➤ 囊肿表面的血管呈树枝状或网状结构显露。
➤ 无需临床干预。

TZ 组成

- "腺体开口"分泌黏液
  ➤ 并非真正意义上的腺体。
  ➤ 柱状上皮形成的"隐窝"。

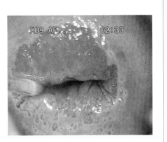

子宫颈纳氏囊肿

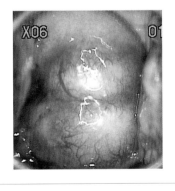

子宫颈腺体开口

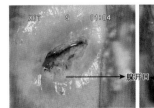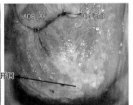

腺开口

子宫颈纳氏囊肿——表面的树枝状及网状血管

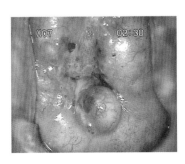

子宫颈转化区的识别

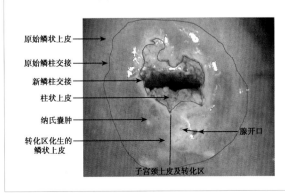

原始鳞状上皮
原始鳞柱交接
新鳞柱交接
柱状上皮
纳氏囊肿
转化区化生的鳞状上皮
腺开口
子宫颈上皮及转化区

转化区 TZ 的临床意义

- 转化区内化生的未成熟鳞状上皮代谢活跃，易在外界因素的影响下（如 HPV）发生细胞分化不良。
- 转化区内靠近新鳞柱交接部的未成熟鳞状上皮是易发生子宫颈癌前病变及浸润癌的部位，是阴道镜检查时重点观察的区域。

不满意/不充分的阴道镜检查

- 新鳞柱交接上界部分或完全不可见。
- 即使借助工具也无法完整暴露新鳞柱交接的上界。
  - ➢ 转化区 3 型
- 病变部分或完全不可见。

满意/充分的阴道镜检查

- 新鳞柱交接上界 360° 可见。
  - ➢ 可借助工具暴露子宫颈阴道部及子宫颈管。
  - ➢ 转化区 1 型或 2 型。
- 病变完全可见。

3 型转化区

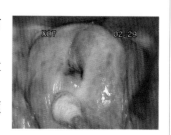

- 可部分位于子宫颈口外可见。
- 范围因人而异大小不一。
- 或完全位于宫颈管内不可见。

1 型转化区

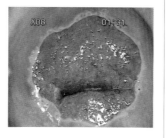

- 全部位于宫颈口外。
- 完全可见。
- 范围因人而异大小不一。

阴道镜检查是否满意?

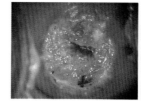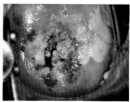

2 型转化区

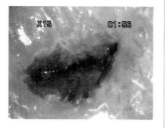

- 部分位于宫颈口外。
- 完全可见。
- 范围因人而异大小不一。

五、女性外阴、阴道、子宫颈的常见异常

概　述

（一）女性外阴、阴道、子宫颈常见的 HPV 相关的鳞状上皮异常

1. 疣状病变。
2. HPV 亚临床感染。
3. 鳞状上皮内病变。
4. HPV 感染所致的生殖道恶性病变。

（二）子宫颈腺上皮异常

（三）其他改变

（一）女性外阴、阴道、子宫颈常见的 HPV 相关的鳞状上皮异常

人乳头瘤病毒（HPV）感染

- HPV 感染在女性尤其是性活跃女性十分常见。
- 大多为一过性感染，人体可将其自动清除。
- HPV 有 100 多个亚型。
- 约有 30 余种亚型可感染肛门下生殖道。
- 10 余种低危亚型（6、11 等）感染可引起生殖道疣状病变。
- 13 种高危亚型（16、18、31、33 等）感染可引起上皮内瘤样病变。

---

1. 疣状病变

肛门外阴疣状病变

- 多为低危型 HPV 感染引起。
- 90% 的肛门下生殖道疣状病变由 HPV6、11 亚型引起。

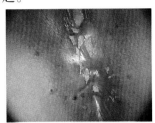

子宫颈疣状病变

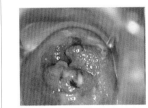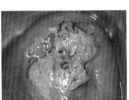

---

2. HPV 亚临床感染

HPV 亚临床感染

- HPV 亚临床感染常表现为肉眼不可见的扁平湿疣。
- 好发于外阴前庭、阴道口及子宫颈部位，同时多合并上皮内瘤变。
- 阴道镜下主要特征：
  - ➢ 常出现在转化区外的原始鳞状上皮。
  - ➢ 5% 醋酸后可见为平滑、淡薄醋白上皮，表面呈扁平、粗糙不平、微小乳头状、微小脑回样。
  - ➢ 5% 复方碘染色部分吸碘呈"点彩状"。

子宫颈亚临床湿疣 SPI

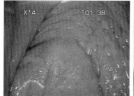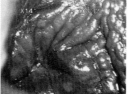

外阴上皮内病变 VIN

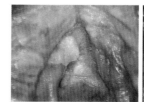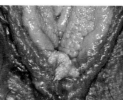

3. 鳞状上皮内病变

阴道上皮内病变 VAIN

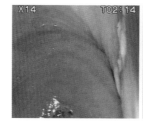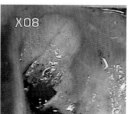

HPV 感染自然史

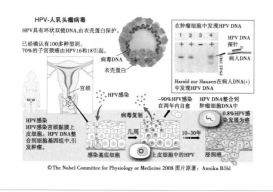

低级别子宫颈上皮内病变（LSIL）

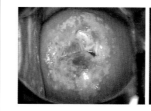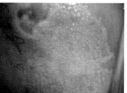

HR-HPV 感染所致的肛门下生殖道上皮内瘤样病变

- HR-HPV 感染可引起肛门下生殖道上皮内瘤样病变，包括外阴、阴道、宫颈、阴茎、肛门及肛周。
- 具体部位：
  - ➢ 子宫颈（CIN）
  - ➢ 外阴（VIN）
  - ➢ 阴道（VAIN）
  - ➢ 肛门（AIN）
  - ➢ 肛周（PAIN）
  - ➢ 阴茎（PeIN）

高级别子宫颈上皮内病变（HSIL）

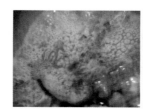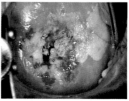

4. HPV 感染所致的生殖道恶性病变

子宫颈浸润癌

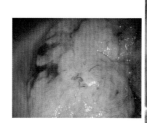
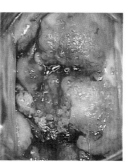

阴道浸润癌

阴道浸润癌　　　　　　　子宫颈同时存在CIN3

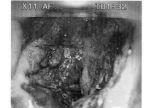
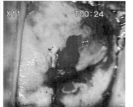

（二）子宫颈腺上皮异常

子宫颈浸润癌

HSIL 如未得到及时诊断与治疗，每年将有 1%～2%概率进展为浸润癌。

子宫颈原位腺癌 AIS
（子宫颈柱状上皮的前趋病变）

CIN3合并AIS　　　　　　　AIS

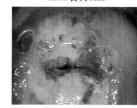
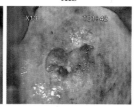

子宫颈癌的自然史

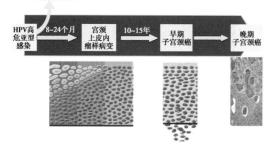

子宫颈浸润性腺癌

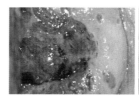
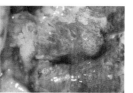

（三）其他改变

子宫颈息肉

- 子宫颈黏膜过度增生所致。
- 由子宫颈黏膜被覆上皮及其下方隐窝、腺体、间质增生组织组成。
- 妇科检查可见子宫颈管内或子宫颈口外突出的大小不等的红色黏膜性赘生物，有蒂或无蒂。
- 阴道镜下在息肉的被覆组织上有时可见化生的鳞状上皮。

其他改变

- 先天性转化区；
- 湿疣；
- 息肉（子宫颈外口、子宫颈管内）；
- 炎症；
- 狭窄；
- 先天异常；
- 治疗后结果；
- 子宫内膜异位症；
- 子宫颈黏膜下平滑肌瘤等。

子宫颈息肉

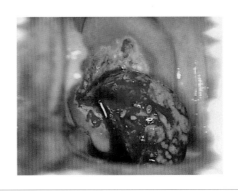

先天性转化区

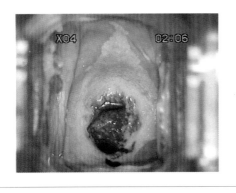

息肉（子宫颈外口、子宫颈管内）

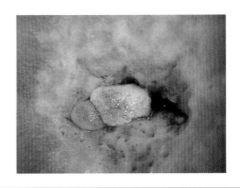

湿 疣

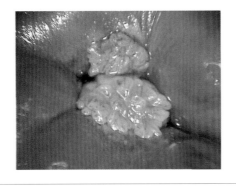

炎 症

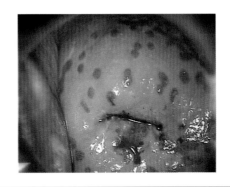

子宫颈黏膜增生、子宫颈管粘连

- 炎症及子宫颈各种有创治疗后创伤修复导致子宫颈黏膜增生、硬化、变形等，严重时可导致子宫颈管粘连。
- 患者可无临床表现或有阴道分泌物增多、血性分泌物等症状，部分患者可有性交出血或接触性出血。
- 子宫颈管粘连的生育年龄妇女可出现经血流出不畅或继发闭经，老年妇女可出现宫腔积液等。
- 妇科检查时可见子宫颈管黏膜部分或全部增生、外翻、硬化、变形或无法识别子宫颈口位置等。
- 子宫颈管粘连时探针无法进入子宫腔。
- B超检查时可见宫腔积液等。

子宫颈内膜异位症

- 指子宫颈内膜腺体或可辨认的子宫内膜间质出现在宫颈组织中。
- 常见于子宫颈破坏性或切除性治疗后，可能为子宫颈各种有创治疗后由于其创面尚未完全愈合、月经来潮导致有活性的子宫内膜在其创面种植所致。
- 主要临床症状为月经前后的异常出血或性交出血。
- 可在妇科检查或阴道镜检查时发现。
- 典型体征为子宫颈表面的鲜红色斑点状或线状条纹，经期可见增大并突出于子宫颈表面，有触血或出血，经后斑点缩小，颜色变浅。

子宫颈黏膜增生、硬化、变形

子宫颈黏膜增生　　**子宫颈锥切术后硬化、变形**

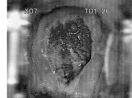 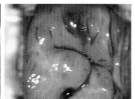

子宫颈内膜异位症

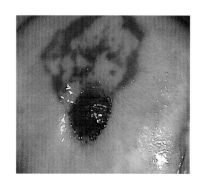

子宫颈管粘连

子宫颈管部分粘连　　**子宫颈管粘连**

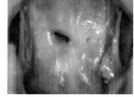 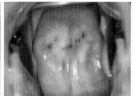

子宫内膜异位症

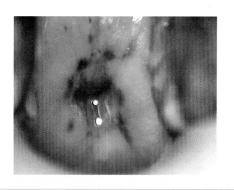

子宫颈狭窄、治疗后改变

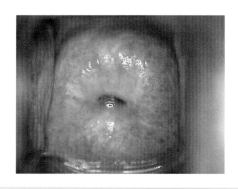

子宫颈黏膜下平滑肌瘤

- 为生长在子宫颈管内、突出于子宫颈口或阴道内的肌瘤。
- 来自于子宫颈间质内肌组织或血管内肌组织。
- 妇科检查时可见子宫颈管内含有或突向阴道内结节，有蒂，根部有时较深无法触及。

子宫颈黏膜下平滑肌瘤

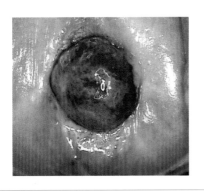

阴道穹窿裂伤

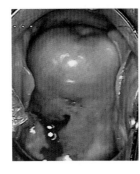 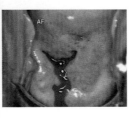

第二节 子宫颈癌的筛查方法

可进行筛查的疾病需满足的条件

- 对公共健康有严重影响的疾病。
- 在临床前期(无症状期)可以检测的疾病。
- 筛查方法必须简单、无创、敏感、特异、经济和易于被目标人群所接受。
- 无症状期的治疗对长期病程和疾病进展有积极作用。
- 初筛阳性的人群需要进一步检查和治疗的方法应当是能够容易获得、易于接受且经济上能够负担得起。

子宫颈癌筛查

- 筛查是用于危险人群和目标人群的一种公共卫生干预手段,不是用来诊断疾病,而是用于识别很可能患有或将会患有某种疾病的个体。
- 子宫颈癌筛查是针对于适龄健康妇女的公共卫生干预手段。
- 子宫颈癌筛查的主要目标:
  - ➤ 是发现具有进展潜能的高度癌前病变患者及早期浸润癌者,对其进行治疗。
  - ➤ 对低度病变患者及潜在的风险人群(例如病理诊断正常的高危型 HPV 感染者)进行随访。

子宫颈癌筛查的利弊

- 筛查的利:降低子宫颈癌的发病率和死亡率。
- 筛查的弊:
  - ➤ 任何筛查方法的灵敏度、特异度不可能同时达到100%,均存在不同程度的漏诊即假阴性(异常子宫颈报告为正常)失去早期发现和治疗的机会和误诊即假阳性(正常宫颈被认为异常),导致不必要的焦虑、过度的检查或治疗。
  - ➤ 检查本身也会给一些妇女带来心理上的负担和紧张。
- 应加大适龄妇女筛查的覆盖面,根据当地资源和能力状况计划和实施好子宫颈癌筛查工作,选择适宜的筛查方法;开展大众子宫颈癌防控的宣传教育,并针对性地做好咨询和心理疏导工作。

HPV 感染与子宫颈癌的预防

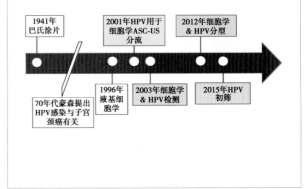

子宫颈癌筛查方法的历史演变

1941年巴氏涂片

70年代豪森提出HPV感染与子宫颈癌有关

1996年液基细胞学

2001年HPV用于细胞学ASC-US分流

2003年细胞学 & HPV检测

2012年细胞学 & HPV分型

2015年HPV初筛

筛查方法

- 不同国家、不同地区根据子宫颈癌疾病负担、经济社会发展以及卫生资源配置等的不同制定了不同的子宫颈癌筛查方法。
- 常用方法：
  - ➢ 基于子宫颈细胞学的筛查。
  - ➢ 基于 HPV 检测的筛查。
  - ➢ 子宫颈细胞学+HPV 检测的联合筛查。
  - ➢ 醋酸肉眼观察法：采用醋酸染色肉眼观察及复方碘染色肉眼观察。

子宫颈细胞学涂片

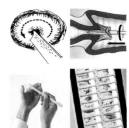

- 取材：用子宫颈刮板或取材刷在子宫颈外口鳞柱上皮交接处和子宫颈管内轻轻刮/刷取 1~2 周。
- 制片：将刮取的标本立即均匀涂布于载玻片上。
- 固定：将制好的玻片立即放入 95% 的酒精固定液内固定 15~30 分钟。
- 将固定好的涂片取出、分隔开，装盒后送检。
- 染色：在细胞病理室行巴氏染色后进行结果的判读。

筛查间隔

不同筛查方法的筛查间隔不同：
- ➢ 基于子宫颈细胞学的筛查间隔：3 年。
- ➢ 基于 HPV 检测的筛查间隔：3~5 年。
- ➢ 子宫颈细胞学+HPV 检测的联合筛查间隔：5 年。

子宫颈液基细胞学

- 取材：用子宫颈取材刷在子宫颈外口鳞柱上皮交接处和子宫颈管内轻轻刮/刷取 1~2 周。
- 将取材器上的细胞尽可能全部洗入或将毛刷头取下放入特制的保存液小瓶中送细胞病理室进行制片、染色及结果判读。

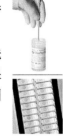

（一）子宫颈细胞学筛查

- 1941 年由 Papanicolaou 医师发明，并以其名字命名——PapSmear。
- 1951 年由北京协和医院杨大望教授引进了子宫颈细胞学检查，并逐渐应用于子宫颈癌的人群筛查以及医院的机会性筛查。
- 经过 70 多年的使用，在子宫颈癌的发病率及死亡率下降方面起到了非常重要的作用。
- 至今仍被许多国家作为子宫颈癌筛查的主要方法。

子宫颈细胞学筛查的局限性

- 形态学检测。
- 敏感性中等，特异性高。
- 实验室间的结果差异大。
- 细胞学医师普遍缺乏，且培养周期长。
- 质控困难。
- 细胞学 ASC-US 对于癌前病变不具有较强的特异性。
- 细胞学在检测 CIN2 或更高级别病变时的敏感性较低。
- 细胞学检测对腺癌不敏感。
- 频繁的筛查间隔。

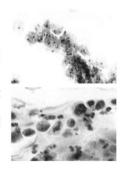

子宫颈细胞学筛查方法的演变

- 传统的方法为子宫颈细胞学抹片法。
- 20 世纪 90 年代中期发明了液基细胞学，使细胞学的制片得到改进，不满意涂片数量明显减少。
- 通过系统回顾以及 Meta 分析对两种细胞学制片方法进行比较，两种制片方法无明显差异。
- 但 LBC 的制片技术明显优于传统的巴氏涂片
  - ➢ 液基制片过程中去除了样本中过多的血液和黏液，减少了其对上皮细胞的覆盖。
  - ➢ 在计算机程序控制下制成单层平铺的细胞薄片，减少了细胞重叠。
  - ➢ 标本湿固定，结构清晰易于鉴别。
  - ➢ 每张涂片观察细胞量减少，减轻了细胞学工作者视力疲劳。
  - ➢ 剩余的标本可用于进行 HPV 检测。

（二）醋酸肉眼观察（VIA）

- WHO 推荐资源缺乏地区的一种可选择的筛查方法。
- 操作相对简单，检查结果快速可得、费用低廉、易于培训和掌握的方法，但由于其灵敏度和特异度相对较低，难以质量控制，也不适合绝经后妇女筛查，仅适于在不具备细胞学和 HPV 检测的地区使用。

VIA 的原理

- 用5%醋酸溶液湿敷子宫颈后使其染色,不经放大,用白炽灯光照明,肉眼直接观察子宫颈上皮的染色反应,以判断子宫颈有无病变。
- 对于异常细胞由于细胞核质比例的失调,使用醋酸后它可使细胞核蛋白和角蛋白凝固、沉淀,异常区域呈现白色改变,阻止光线透过上皮层,上皮呈白色。

HR-HPV 检测

- 病原学检测,检测流程标准,可重复性强,便于质控。
- 较细胞学敏感性高,特异性稍减低。
- 假阳性高,需进一步分流。
- 阴性预测值高。
- 阴性者可将筛查间隔延长至3~5年。
- 可通过自采样进行检测,有可能扩大筛查的覆盖面。

VIA 的优势

- 检测成本低。
- 操作简单。
- 技术要求低,医师、护士、助产士以及初级妇幼保健人员在经过培训考核合格后可完成检查。
- 快速可行,可立即获得检查结果,对于位于子宫颈阴道部的病变可立即做出诊断,适用于需"即筛即治"的人群。

不同筛查方案的比较(%)

筛查方法	敏感性	特异性	阳性预测值	阴性预测值	转诊阴道镜比例
HPV 筛查	97.4	94.3	7.0	100.0	6.1
细胞学筛查	56.4	97.3	8.5	99.8	2.9
细胞学筛查 HPV 分流	53.8	98.7	14.9	99.8	1.6
HPV 筛查细胞学分流	53.8	99.1	21.4	99.8	1.6
细胞学联合 HPV	100.0	92.5	5.5	100.0	7.9

VIA 的局限性

- 敏感性、特异性均偏低,假阳性率高。
- 质量控制困难。
- 增加了阴道镜的转诊率。
- 对于颈管内病变不易发现,不建议使用于绝经后宫颈转化区退缩至宫颈管内的妇女。

HPV 检测

- 与传统的子宫颈细胞学筛查相比,HPV 检测提高了高级别子宫颈上皮内瘤变检出的敏感性。
- Meta 分析发现,使用 HPV HC2 检测较细胞学(阈值 ASC-US/LSIL)检出 CIN2、CIN3、癌的敏感度增加 23%(95% CI:13%-23%),但特异性降低 6%(95% CI:4%-8%);与单独使用 HC2 相比,联合 HPV 和细胞学的筛查,在检出 CIN3[+] 病变时其敏感度增加 4%(95% CI:3%-5%),但特异度减低 7%(95% CI:5%-9%)。

(三)HR-HPV 检测

- 国内外大量证据表明,HPV 检测筛查 CIN2[+] 的灵敏度高达 97%,特异度也达 85%。
- 客观性及可重复性强。
- 便于质量控制。
- 是目前子宫颈癌筛查策略的主要组成部分。
- 但用于子宫颈癌筛查的所有 HPV 检测应为 HPV 高危亚型检测,必须经过严格临床验证,应以 CIN2[+] 作为研究判定终点,检测 CIN2[+] 和 CIN3[+] 的灵敏度应该至少≥90%子宫颈癌筛查。
- 2014 年美国首次批准 HPV 用于一线子宫颈癌初筛,我国目前也在开展 HPV 检测用于人群筛查的试点。

不同筛查方法比较

筛查方法特性	细胞学	醋酸染色肉眼观察(VIA)	HPV 检测技术
检测原理	观察子宫颈脱落细胞形态学改变	5%醋酸涂抹子宫颈,普通白炽光源下肉眼直接观察子宫颈上皮的染色反应	不同产品检测原理不同,例如杂交捕获(HC2)、PCR 荧光、酶切信号放大、mRNA 技术等
灵敏度和特异度(检测 CIN2[+])	灵敏度 53%~81%;特异度>90%	灵敏度 48%;特异度为 90%	灵敏度 90%~97%;特异度为 85%
检查结果	异常分级(ASC-US、ASC-H、LSIL、HSIL、SCC、AGC-NOS、AGC-FN、AIS、ADCA)	阳性、阴性	阳性、阴性
结果可重复性	主观性较大,可重复性较差,取样、制片和诊断过程中影响因素繁多	重复性低,可重复性差,受医师诊断水平影响较大,不推荐用于绝经后妇女	客观性好,可重复性好,受人为因素影响较小
检测形式	逐例检测	逐例检测	批量
培训难易程度	培训难度较大	易于培训,但需要定期反复培训,以维持较好的技术水平	需要一定实验室基础,根据方法不同,培训易程度不同
设备	实验室通风良好,双目光学显微镜,专业制片设备	设备简单	一般需要标准实验室,需 HPV 检测试剂生产厂商特殊设备

我国推荐的子宫颈癌筛查及管理方案与流程

- 我国地域广阔,不同地区的经济和卫生技术水平、子宫颈癌的疾病负担差异较大,单一的某种筛查方法不能满足不同地区多元的筛查需求,需要因地制宜选择适宜本地人力和经济资源条件的筛查方案,以提高筛查的覆盖率和效率。
- 综合国内外子宫颈癌筛查的最新进展和我国国情,我国目前子宫颈癌筛查方案
  - ➢ 细胞学;
  - ➢ VIA;
  - ➢ HPV 检测;
  - ➢ HPV 和细胞学联合筛查。

子宫颈细胞学筛查

- 适宜筛查年龄:25~64 岁。
- 细胞学未见异常者复查间隔:3 年。

子宫颈癌筛查的起始年龄

- 筛查的起始年龄应根据各国、各地区子宫颈癌发病的年龄特点来确定。
- 目前在各国略有不同,美国癌症协会(ACS)、美国阴道镜及子宫颈病理协会(ASCCP)、美国临床病理协会(ASCP)建议对 21 岁以上有性生活史的女性开始进行筛查。
- 欧洲定为 25 岁以上。
- WHO 建议在 30 岁或以上的女性中筛查;对于 HIV 感染或在 HIV 感染高发区居住、机体免疫功能低下的女性,筛查起始年龄需适当提前。
- 鉴于我国目前子宫颈癌发病年龄特点,推荐筛查起始年龄在 25~30 岁。

子宫颈细胞学筛查异常者的管理

- 细胞学阴性,每 3 年重复筛查。
- 细胞学 ASC-US:
  - ➢ 首选 HPV 检测分流,若 HPV 阳性,阴道镜检查;HPV 阴性,3 年重复筛查。
  - ➢ 或 12 个月复查细胞学。
  - ➢ 无随访条件,阴道镜。
- 细胞学>ASC-US,阴道镜检查。

子宫颈癌筛查的终止年龄

- 65 岁及以上女性若过去 10 年内每 3 年一次连续 3 次细胞学检查无异常或每 5 年一次连续 2 次 HPV 检测阴性,无 CIN 病史,则不需要继续筛查。
- 因良性疾病切除全子宫者无需继续筛查。

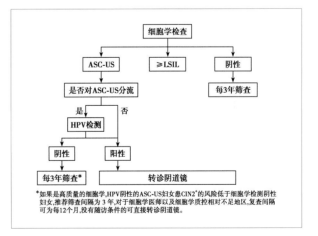

*如果是高质量的细胞学,HPV阴性的ASC-US妇女患CIN2⁺的风险低于细胞学检测阴性妇女,推荐筛查间隔为 3 年,对于细胞学医师以及细胞学质控相对不足地区,复查间隔可为每12个月,没有随访条件的可直接转诊阴道镜。

我国推荐的子宫颈癌筛查和管理方案

筛查策略:
- ➢ <25 岁:不筛查。
- ➢ 25~29 岁:细胞学筛查,间隔 3 年。
- ➢ 30~64 岁:
  - ✓ 细胞学筛查,间隔 3 年。
  - ✓ 细胞学联合 HPV,间隔 5 年。
  - ✓ HPV 初筛,间隔 3~5 年。
  - ✓ VIA:在资源有限地区,对于未绝经妇女可以采用间隔 2 年。

HPV 初筛

- 适宜筛查年龄:30~64 岁。
- HPV 检测阴性者复查间隔:5 年。

HPV 检测阳性者的管理

- 选择 1:细胞学分流
  - ➢ 细胞学阴性:12 个月复查。
  - ➢ ≥ASC-US:阴道镜检查。
- 选择 2:HPV16/18 分型检测分流
  - ➢ HPV16/18 阴性,其他高危型阳性+细胞学阴性: 12 个月复查;细胞学 ≥ASC-US 行阴道镜。
  - ➢ HPV16/18 阳性:阴道镜检查。
- 选择 3:进行 VIA 检测分流
  - ➢ VIA 阴性:12 个月复查。
  - ➢ VIA 阳性:阴道镜检查。

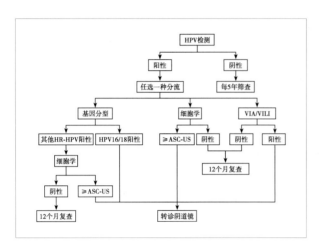

VIA 筛查

- 适宜筛查年龄:30~64 岁。
- 适用于不具备细胞学、HPV 检测的地区。
- 筛查阴性者复查间隔:2 年。
- 筛查异常者的管理:
  - ➢ VIA 阴性:每 2 年重复筛查。
  - ➢ VIA 阳性:阴道镜检查。

细胞学联合 HPV 检测

- 适宜筛查年龄:30~64 岁。
- 细胞学+HPV 检测双阴性者复查间隔:5 年。

VIA 筛查

```
          ┌─────────┐
          │ VIA检查 │
          └────┬────┘
        ┌──────┴──────┐
     ┌──┴──┐       ┌──┴──┐
     │阳性 │       │阴性 │
     └──┬──┘       └──┬──┘
   ┌────┴─────┐   ┌────┴──────┐
   │转诊阴道镜│   │每2年重复筛查│
   └──────────┘   └───────────┘
```

细胞学联合 HPV 检测筛查异常者的管理

- HPV 阴性和细胞学阴性,每 5 年重复筛查。
- HPV 阳性,细胞学阴性:
  - ➢ 选择 1:HPV 高危亚型阳性:12 个月复查。
  - ➢ 选择 2:HPV 分型 16/18 阳性,阴道镜检查;其余高危型阳性:12 个月复查。
- 细胞学和 HPV 均阳性:
  - ➢ 细胞学 ≥ASC-US,阴道镜检查。
- 细胞学阳性,HPV 阴性:
  - ➢ 细胞学 ASC-US:3 年复查细胞学+HPV 检测。
  - ➢ 细胞学 ≥LSIL,阴道镜检查。

特殊人群的筛查建议

- HPV 疫苗接种后,根据特定年龄的推荐方案同非疫苗接种者一样定期接受子宫颈癌筛查。
- 妊娠妇女:有妊娠意愿的女性应在孕前检查时询问近 1 年内是否进行过子宫颈癌筛查,如没有,应建议进行子宫颈癌筛查,或在第一次产检时进行。
- 高危妇女:存在高危险因素的妇女,如 HIV 感染妇女、免疫抑制妇女(如接受了器官移植妇女)、宫内己烯雌酚暴露妇女,既往因 CIN2、CIN3、AIS、子宫颈浸润癌接受过治疗的妇女应缩短子宫颈癌筛查间隔。

子宫颈癌筛查的伦理学要求

- 筛查必须以目标人群自愿参加为原则,如果拒绝筛查,不会影响其他临床诊疗。目标人群对筛查的全部程序和筛查利弊享有知情权,其隐私应要得到充分的尊重,对其提供的基本信息、筛查结果等应保密。以上问题都应写入知情同意书中,并进行告知。
- 子宫颈癌筛查的目标人群是所有符合筛查条件的适龄妇女,因此,应根据不同地区的经济条件和技术水平,选择适宜的筛查技术和方案。
- 对于筛查结果阳性的妇女,应告知其需要进一步检查确诊,对确诊或高度可疑子宫颈癌前病变者应进行治疗,并要为其安排下一步的检查或治疗方案。

一、细胞学筛查

第三节 子宫颈癌筛查结果异常者的管理

1. 不满意细胞学结果的处理
- 所有的细胞学标本中,不满意的细胞学标本应≤5%。
- 对于采用传统制片的标本,这种不满意的标本通常是由于血细胞多、炎性反应或其他处理过程造成。
- 液基细胞学中,不满意标本多是由于鳞状细胞不足所致。
- 不满意的细胞学其存在子宫颈疾病的风险更高。
- 不满意的细胞学标本用于检测上皮细胞的异常不可靠。
- 一些 HPV 检测,由于缺乏对上皮细胞量的质控,不满意样本的 HPV 结果阴性并不可靠,可能存在假阴性的结果。

子宫颈癌筛查目标人群:
- 健康适龄妇女。

妇科检查中发现可疑浸润癌的处理:
- 妇科检查中应对子宫颈进行全面视诊,对肉眼可疑子宫颈浸润癌者:
  ➢ 无需进行子宫颈癌筛查取样。
  ➢ 直接在子宫颈可疑部位行多点活检病理检查。

不满意细胞学结果的处理
- 应重视不满意细胞学结果患者的处理。
- 可 2~4 个月复查细胞学。
- 如同时进行了 HPV 检测:
  ➢ 阳性者可转诊阴道镜检查或 2~4 个月细胞学复查。
  ➢ 阴性者 2~4 个月复查细胞学。
- 2~4 个月复查细胞学仍不满意,建议阴道镜检查。

子宫颈的视诊

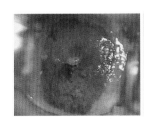
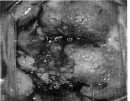

2. 子宫颈细胞学筛查异常者的处理
- 细胞学阴性,每 3 年重复筛查。
- 细胞学 ASC-US:
  ➢ 首选 HPV 检测分流,若 HPV 阳性,阴道镜检查;HPV 阴性,3 年重复筛查。
  ➢ 或 12 个月复查细胞学。
  ➢ 无随访条件,阴道镜。
- 细胞学>ASC-US,阴道镜检查。

（1）ASC-US 者的管理
- 目前建议对于 ASC-US 者首选 HPV 检测分流：
  - ➤ HPV 阳性者转诊阴道镜检查。
  - ➤ HPV 阴性者：
    - ✓ 对于高质量的细胞学结果，其 $CIN2^+$ 的风险低于单纯细胞学检测阴性妇女，其筛查间隔可为 3 年。
    - ✓ 但对于细胞学医师及细胞学质控相对不足地区，复查间隔可为每 12 个月。
- 或选择 12 个月的细胞学复查。
- 对于没有随访条件的可直接转诊阴道镜。

（3）细胞学 AGC 处理
- 细胞学 AGC 者其子宫颈癌前病变、浸润癌及其他部位肿瘤风险高，应重视其管理。
- 应及时转诊阴道镜检查。
- 阴道镜检查时应注意评估子宫颈管黏膜。
- 对于存在子宫内膜癌高风险时应行子宫内膜取样。

ALTS 研究：ASC-US

美国 ASC-US 及 LSIL 分流研究［ASCUS-LSIL Traige Study（ALTS）］比较了三种常用分流方法的有效性：
- ➤ 6 个月后重复宫颈细胞学检查，对于细胞学判读为 ASC-US 的患者推荐行阴道镜检查。
- ➤ HPV-DNA 高危亚型检测，结果阳性的患者推荐行阴道镜检查。
- ➤ 立即阴道镜检查。
- ➤ 结果发现：
  - ✓ 3 种方法对 CIN2 及 CIN3 的检出同样安全有效。
  - ✓ 单次的 HPV-DNA 检查可发现和诊断 92.4% 的 CIN3 患者。
  - ✓ 对于推荐重复细胞学检查的患者如以 ASC-US 为阴道镜检测阈值，为了达到同样的敏感度（95.4%）需要 2 次的随访和推荐 67.1% 的患者行阴道镜检查。
  - ✓ 同时还发现 HPV-DNA 检测在检出 CIN3 时至少与立即阴道镜检查具有相同的敏感性，但仅使 1/2 的患者接受阴道镜检查。

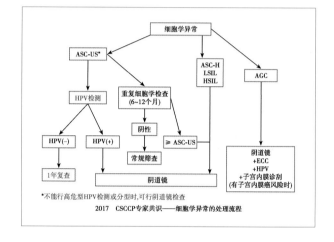

2017　CSCCP 专家共识——细胞学异常的处理流程

细胞学 ASC-US

来自于美国 KPNC 2003~2010 年 965 360 名 30~64 岁细胞学+HPV 双项筛查结果发现，细胞学为 ASC-US 者基线时检出 $CIN3^+$ 风险为 1.3%，5 年累计 $CIN3^+$ 风险为 2.6%。
- ➤ 在 HPV 阳性的 ASC-US 中基线时检出 $CIN3^+$ 风险为 2.2%，5 年累计 $CIN3^+$ 风险为 6.8%，累计癌的风险为 0.41%。
- ➤ 在 HPV 阴性的 ASC-US 中基线时检出 $CIN3^+$ 风险为 0.043%，5 年累计 $CIN3^+$ 风险为 0.43%，累计癌的风险为 0.050%。
- ➤ 两者差异有统计学意义。

二、HPV 初筛

（2）细胞学 LSIL 及以上异常者的管理
- 建议直接转诊阴道镜检查。
- 随着细胞学异常级别的升高，其 $CIN2^+$ 风险明显增加，阴道镜检查及阴道镜检查后的管理时应仔细评估其筛查风险，根据其不同筛查风险不同管理。

以 HPV 为基础的筛查

- 2007 年欧洲开始使用 HPV 检查作为子宫颈癌的一线初筛。
- 2014 年 4 月美国 FDA 批准 cobas HPV 检测可用于 25 岁及以上妇女的子宫颈癌初筛。
- 加拿大、西班牙、挪威、意大利、澳大利亚等多国也将 HPV 检测用于子宫颈癌的初筛。
- 我国也在试行以 HPV 为初筛的子宫颈癌筛查策略。
- 建议筛查间隔为 3~5 年。

细胞学结果正常的人群中,不同高危型别HPV感染3年累计发生≥CIN2病变的风险

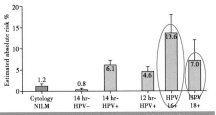

细胞学阴性但HPV16阳性的女性,其发生CIN2以上病变的风险为13.6%,即平均每8个人中就有1个存在≥CIN2的高度病变

• Wright TC Jr, et al. Am J Clin Pathol,2011,136:578–586.

HPV 检测阳性者的管理

需进一步进行分流:

➢ 细胞学。
➢ HPV16/18 分型检测。
➢ HPVmRNA 检测。
➢ HPVE6E7 蛋白检测。
➢ P16+Ki67 双染。
➢ 甲基化检测等。

ATHENA 研究:≥25 岁人群,不同 HR-HPV 结果3年后 CIN3⁺累积风险比较

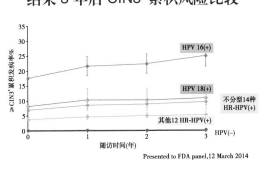

Presented to FDA panel,12 March 2014

HPV 阳性者 CIN2⁺风险

大量研究发现:

➢ HPV16/18 阳性者的 CIN2⁺ 风险高于即刻转诊阴道镜检查的细胞学 LSIL 者,目前建议对于 HPV16/18 阳性者无需进行进一步分流,直接转诊阴道镜检查。
➢ HPV16/18 阴性其他亚型阳性者 CIN2⁺ 风险低于 16/18 阳性者,建议进一步分流,分流检测阳性者转诊阴道镜检查,分流检测阴性者 12 个月复查。
➢ HPV 检测阴性者其 CIN2⁺ 风险低于细胞学未见异常者,建议 5 年复查。

ATHENA 研究:相比细胞学(-),基线时 HR-HPV(-)者3年后 CIN3⁺的风险显著降低

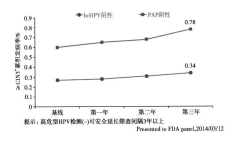

提示:高危型HPV检测(-)可安全延长筛查间隔3年以上
Presented to FDA panel,2014/03/12

我国推荐的 HPV 初筛阳性者的管理

• 适宜筛查年龄:30~64 岁。
• HPV 检测阴性者复查间隔:5 年。
• HPV 检测阳性者的管理:
➢ 选择 1:细胞学分流
✓ 细胞学阴性:12 个月复查。
✓ ≥ASC-US:阴道镜检查。
➢ 选择 2:HPV16/18 分型检测分流
✓ HPV16/18 阴性,其他高危型阳性+细胞学阴性:12 个月复查;细胞学 ≥ASC-US 行阴道镜。
✓ HPV16/18 阳性:阴道镜检查。
➢ 选择 3:进行 VIA 检测分流
✓ VIA 阴性:12 个月复查。
✓ VIA 阳性:阴道镜检查。

ATHENA 研究:基线时 HR-HPV & 细胞学联合筛查(-),相比单独 HR-HPV (-),CIN3⁺累积发病率仅略微减少

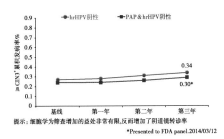

提示:细胞学为筛查增加的益处非常有限,反而增加了阴道镜转诊率
*Presented to FDA panel.2014/03/12

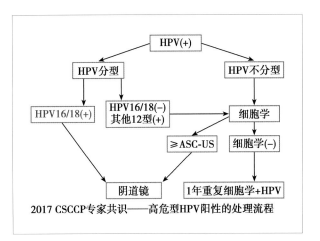

2017 CSCCP专家共识——高危型HPV阳性的处理流程

三、细胞学联合 HPV 检测

四、VIA 筛查

细胞学+HPV 的联合筛查

- 为最佳筛查策略。
- 适用于经济发达的国家及地区。
- 建议 30 岁及以上妇女每 5 年进行一次检查。

VIA 筛查

- VIA 阴性妇女患 CIN2[+] 的风险高于细胞学阴性妇女,略低于 HPV 阳性且细胞学阴性妇女,推荐每 2 年重复筛查。
- 绝经期妇女因子宫颈萎缩严重影响 VIA 的筛查效果,不推荐使用 VIA 进行筛查。

细胞学联合 HPV 检测筛查异常者的管理

- HPV 阴性和细胞学阴性,每 5 年重复筛查。
- HPV 阳性,细胞学阴性:
  - ➢ 选择 1:HPV 高危亚型阳性:12 个月复查。
  - ➢ 选择 2:HPV 分型 16/18 阳性,阴道镜检查;其余高危型阳性:12 个月复查。
- 细胞学和 HPV 均阳性:
  - ➢ 细胞学 ≥ASC-US,阴道镜检查。
- 细胞学阳性,HPV 阴性:
  - ➢ 细胞学 ASC-US;3 年复查细胞学+HPV 检测。
  - ➢ 细胞学 ≥LSIL,阴道镜检查。

VIA 筛查

- 适宜筛查年龄:30~64 岁。
- 适用于不具备细胞学、HPV 检测的地区。
- 筛查阴性者复查间隔:2 年。
- 筛查异常者的管理:
  - ➢ VIA 阴性:每 2 年重复筛查。
  - ➢ VIA 阳性:阴道镜检查。

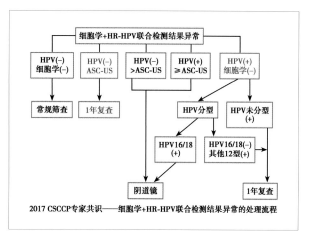

2017 CSCCP专家共识——细胞学+HR-HPV联合检测结果异常的处理流程

小　结

- 子宫颈癌筛查结果异常的管理遵循风险分层的管理原则。
- 临床工作中,基于不同的医疗机构,不同的医疗质量,面对不同患者时要遵循个体化的医疗原则。
- 在遵循利益最大化、伤害最小化的同时,应避免过度医疗。

第四节 阴道镜在子宫颈癌前病变诊断中的作用

光学阴道镜

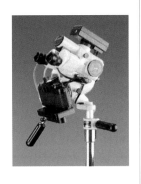

- 通过显微成像技术,对病变进行观察,镜下观察图像清晰,立体感强,层次分明,便于细微病变部位的精细观察。
- 缺点:不能准确记录病变图像,检查医师凭印象自行绘制阴道镜检查图像,主观因素影响较大。

一、阴道镜概况

电子阴道镜

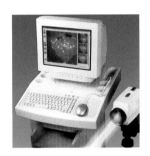

- 电子阴道镜采用数码电子成像技术,即时采集图像并储存,便于教学、会诊和动态光差。
- 缺点:立体感较差,视野较局限。

1. 阴道镜概况

- 阴道镜是妇科内镜的一种,于 1925 年由 Hans Hinselman 发明。
- 阴道镜检查是在冷光源照明,放大(4~40倍),涂醋酸后直接观察子宫颈等部位上皮和血管的变化,评价有无病变和病变程度,在可疑部位定点活检,进行病理学检查,有效提高阳性检出率,指导临床工作。
- 阴道镜检查是一种临床诊断性检查方法,是子宫颈癌筛查和子宫颈病变的诊断中缺一不可的重要技术。

光电一体阴道镜

利用光学显微成像,同时转变为数字信号传输到计算机图像处理工作站,将病变组织图像显示于屏幕,双重观察,分辨率高于单纯电子阴道镜。

2. 阴道镜种类

- 光学阴道镜
- 电子阴道镜
- 光电一体式阴道镜

光电一体阴道镜

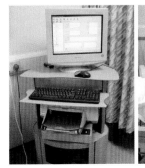
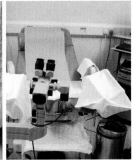

阴道镜诊室及器械

- 专门的诊室,妇科检查床。
- 阴道窥器:金属窥器、塑料窥器。
- 活检钳。
- 子宫颈扩张钳。
- 子宫颈钳。
- 长镊子及长弯钳。
- 细胞学刷子。
- 子宫颈管刮匙。
- 玻片、标本固定液及小瓶子等。
- 棉签、长棉签、大头棉签、纱布、纱球等。

二、阴道镜在子宫颈癌前病变诊断中的作用

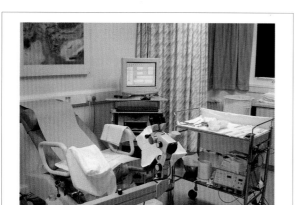

1. 子宫颈组织解剖学(复习)
- 原始鳞状上皮:子宫颈外口的远端,光滑的淡粉色。
- 原始柱状上皮:子宫颈管内或外,单层高柱状,分泌黏液。
- 原始鳞柱交接(OSCJ):转化区最远端。
- 新鳞柱交接(NSCJ):转化区的最近端。
- 转化区(TZ):又称移行带,OSCJ 与 NSCJ 之间的区域。

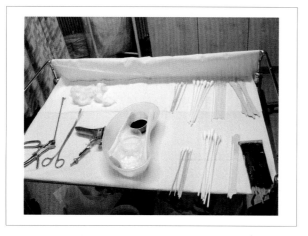

鳞状上皮

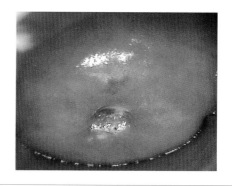

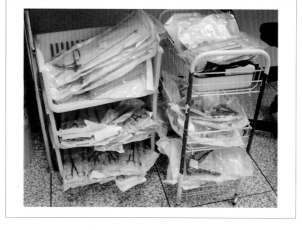

柱状上皮

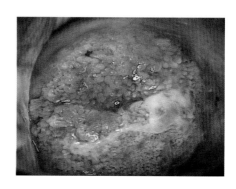

2. 转化区类型(复习)
- 1 型转化区:转化区完全位于子宫颈口外且全部可见,面积可大可小。
- 2 型转化区:转化区部分位于子宫颈口内且全部可见。部分位于子宫颈口外,面积可大可小。
- 3 型转化区:转化区部分位于子宫颈口内且不能全部可见,部分可以位于子宫颈口外,面积可大可小。

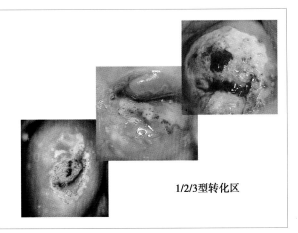

1/2/3型转化区

3. 阴道镜检查指征
(1) 筛查结果异常:
- 细胞学异常:
  ➢ HPV 检查阳性后细胞学检查结果≥ASC-US。
  ➢ 细胞学检查结果>ASC-US;细胞学检查结果为 ASC-US 经 HPV 分流,HPV 阳性者。
- HPV16 或 18 型阳性,或间隔 12 个月复查 HPV 持续阳性者。
- VIA 阳性。

(2) 临床表现:
  - 肉眼可见的子宫颈溃疡、肿物或赘生物。
  - 肉眼可疑或其他检查可疑癌。
  - 不明原因的下生殖道出血或者接触性出血、白带异常等。
(3) 外阴阴道 HPV 相关的鳞状上皮病变。
(4) 子宫颈癌前病变治疗后随访。

4. 阴道镜检查基本内容与技术操作规范
- 阴道镜检查的时间。
- 阴道镜检查的禁忌证。
- 阴道镜检查的操作流程。

(1) 阴道镜检查的时间
- 最佳时间是月经干净后的 7~10 天内。
- 如果必要,阴道镜检查也可以在月经周期的任何时间进行。
- 检查前 48 小时内不宜阴道冲洗、细胞学检查、妇科检查、阴道用药、性生活等。

(2) 阴道镜检查的禁忌证
- 无绝对禁忌证。
- 相对禁忌证:急性下生殖道感染,急性下生殖道感染可能会影响阴道镜检查的准确性,建议治疗感染后再行阴道镜检查。

(3) 阴道镜检查前准备
患者准备:
- 受检者 24 小时内避免阴道性交、冲洗和上药。
- 尽量避开经期检查。
- 绝经后生殖道上皮成萎缩性改变者,检查前 2~3 周可局部应用雌激素。
- 医疗文书的准备:
  ➢ 初次阴道镜检查者:筛查结果及就诊病历。
  ➢ 复查者:
    ✓ 既往筛查结果。
    ✓ 既往阴道镜检查报告单。
    ✓ 既往活检结果/子宫颈癌前病变治疗病历及病理检查报告单等。

医务人员准备

- 了解阴道镜检查指征,风险评估。
- 向被检者解释检查程序,可能的检查结果,进一步追访的重要性及必要性,并确信患者已经明白并知情同意,必要时签署知情同意书。
- 向患者解释检查过程中可能的感受及应对措施向被检者解释检查程序,可能的检查结果,进一步追访的重要性及必要性,并确信患者已经明白并知情同意,必要时签署知情同意书。
- 向患者解释检查过程中可能的感受及应对措施。

5‰醋酸溶液

- 配制:5ml 纯冰醋酸+95ml 蒸馏水。
- 目的:
  ➤ 再次确认子宫颈转化区。
  ➤ 识别病变上皮。
- 原理:醋酸与上皮细胞内核蛋白、角蛋白发生可逆性反应,影响光线通透。
- 方法:大棉球湿敷子宫颈 1 分钟,然后观察。

检查器械及试剂准备

- 检查器械
  ➤ 无菌的阴道窥器
  ➤ 活检钳
  ➤ 刮匙
  ➤ 血管钳
  ➤ 无菌棉球
  ➤ 装有甲醛的病理瓶/袋、圆珠笔及标签等
- 检查试剂
  ➤ 生理盐水
  ➤ 消毒液
  ➤ 3%~5%醋酸
  ➤ 5%复方碘溶液(即 Lugol 碘液)等。

生理盐水

- 目的:
  ➤ 清洁作用。
  ➤ 评价子宫颈/阴道毛细血管和血管。
  ➤ 观察有无黏膜白斑。
  ➤ 初步确认转化区。
- 方法:生理盐水的大棉球轻轻拭净子宫颈/阴道表面分泌物。

镜下所见

- 黏膜白斑,组织学诊断多为湿疣,也可能是 CIN2~3。
- 血管经生理盐水作用后易于显现。
- 异型血管,常提示子宫颈浸润癌。

镜下醋白上皮(阴道镜动态观察)

- 正常
  ➤ 正常柱状上皮与未成熟鳞状化生上皮:短暂的上皮肿胀与变白,很快消失。
  ➤ 正常转化区:醋白改变约 1 分钟后逐渐消退。
- 异常
  ➤ 高度上皮内病变:醋酸白反应速度快,持续时间长,消退慢。
  ➤ 低度上皮内病变:醋酸白反应速度慢,持续时间短,消退快。

镜下醋白上皮（阴道镜动态观察）

- 并非所有的醋白上皮都存在子宫颈病变。
- 并非所有的子宫颈病变都有醋白改变。

（4）阴道镜检查步骤

- 放置窥器，充分暴露子宫颈及穹窿，如不能充分暴露应查找原因，如炎症、出血或瘢痕等。
- 使用低倍镜（×5~×10），观察子宫颈有无异常，包括白斑、溃疡、可疑的外生物、囊肿、疣状物等；初步识别转化区。
- 使用生理盐水棉球湿敷子宫颈，在阴道镜 15 倍放大下使用绿光观察子宫颈有无异常血管及类型。
- 使用 3%~5% 醋酸棉球湿敷子宫颈 1~2 分钟，仔细识别转化区，并判定转化区类型，如果鳞柱交接不能完全可见，建议检查子宫颈管。

复方碘溶液

- 配制：10g 碘化钾+100ml 蒸馏水+5g 碘。
- 目的：识别碘染色阳性与阴性的上皮。
- 原理：正常/成熟分化的鳞状上皮的中、表层细胞质内富含糖原，可被复方碘溶液染成褐色或黑色。
- 方法：用蘸取复方碘溶液的棉棒轻触压涂抹子宫颈/阴道观察区域。

- 动态观察子宫颈上皮醋酸后的颜色变化，尤其注意邻近鳞柱交接的异常变化，判断转化区正常与否，异常转化区应判断异常级别；假如鳞柱交接不能完全看见，转化区 3 型，必要时应行子宫颈管内膜搔刮术（ECC）。
- 可使用复方碘溶液棉球涂布子宫颈，观察子宫颈被覆上皮的碘染色。
- 结合生理盐水醋酸及碘染色下的子宫颈上皮的变化做出阴道镜印象的评估，必要时行子宫颈活检，此操作后注意有无活动性出血，可使用棉球或纱布压迫止血。
- 轻轻闭合及取出窥器。

复方碘染色

- 目的：识别碘染色阳性与阴性的上皮。
- 糖原缺乏是鳞状上皮分化异常的特征。

（5）阴道镜满意度评价

- 满意/充分的标准：子宫颈可充分暴露，阴道镜下鳞柱交接完全可见，转化区 1 型、2 型。
- 不满意/不充分的标准：子宫颈不能充分暴露（应注明原因：炎症、出血或瘢痕等）阴道镜下鳞柱交接部分或完全不可见，转化区 3 型。

镜下所见（动态观察）

- 碘染色阳性：正常/成熟化生的鳞状上皮。
- 碘染色阴性：
  - ➢ 正常
    - ✓ 柱状上皮（或）未成熟化生上皮。
    - ✓ 炎症。
    - ✓ 先天性转化区。
    - ✓ 绝经期后或雌激素缺乏。
  - ➢ 异常
    - ✓ 子宫颈癌。
    - ✓ 高级别病变：灰暗/肮脏的芥茉黄色。
    - ✓ 低级别病变：明亮的橘黄色，或呈龟背样、斑点状。

（6）阴道镜检查后

- 向被检者解释阴道镜所见。
- 提出下一步观察或诊治意见。
- 出具图文报告单。
- 告知被检者回家后的注意事项。
- 下次复诊时间及地点等。

三、国际宫颈病理与阴道镜联盟（International Federation of Cervical Pathology and Colposcopy,IFCPC）2011 年阴道镜术语介绍

2011 IFCPC colposcopic terminology of the cervix-addendum[1]		
Excision treatment types	Excision type 1,2,3	
Excision specimen dimensions	Length-the distance from the distal/external margin to the proximal/internal margin Thickness-the distance from the stromal margin to the surface of the excised specimen. Circumference (Optional)-the perimeter of the excised specimen	

2011 年国际宫颈病理与阴道镜联盟 子宫颈　　阴道镜术语——附录		
切除性治疗的类型	切除类型:1 型,2 型,3 型	
切除标本的大小	长度-从最远端/外界至最近端/内界 厚度-从间质边缘至切除样本的表面 周径(可选择的)-切除标本的周长	

Fig. 1. 大环型切除子宫颈转化区后的子宫颈模型,显示标本的长度、厚度和周径

Bomstein. Colposcopy Terminology. Obstet Gynecol 2012.

1. IFCPC 阴道镜术语演变史

- 1975 年、1990 年、2002 年,提出三个阴道镜术语系统,代表着不同时期对于阴道镜检查的认识。
- 2008 年在新西兰奥克兰市举行的第 13 届 IFCPC 会议上提议建立新的基于循证医学的阴道镜术语系统,2011 年 7 月 5 日在巴西里约热内卢举行的第 14 届 IFCPC 会议上通过。

2.1　子宫颈术语的变化

新命名法的变化主要包括以下内容:
- 术语"满意阴道镜"和"不满意阴道镜"被取代。
- 阴道镜检查应当从 3 个方面进行评估:
  - 充分或者不充分,说明原因。
  - 鳞柱交接是否可见。
  - 转化区类型。
- 注明病变的部位是在转化区以内或者以外;病变的大小;病变的部位。
- 术语新增了两个图像标志:病变内部边缘线(inner border sign)和脊样隆起(ridge sign)。
- 增加了以下这些定义:先天性转化区,息肉(宫颈外口或者宫颈管),狭窄,先天性异常,治疗后改变。

2. 新阴道镜术语变化

包括以下阴道镜相关术语:
(1) 子宫颈的阴道镜术语
(2) 子宫颈手术术语

· 从三个方面评价

- "充分"或"不充分"(adequate/inadequate),说明原因(每例检查都应该明确指出是否充分暴露子宫颈,有无其他因素影响检查的可靠性。如果子宫颈暴露困难,或者有炎症、出血、瘢痕等因素影响检查的全面性,应注予以注明)。
- 鳞柱交接是否可见(完全可见、部分可见或者不可见三种)。
- 转化区类型。
  目的在于强调首先应进行总体的评估,而不是只关注转化区,其中蕴含了阴道镜检查的可信度如何。

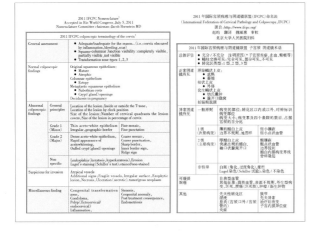

2011 年国际子宫颈病理与阴道镜联盟
子宫颈　阴道镜术语

总体评估	· 充分/不充分　注明原因(＊子宫颈炎症,出血,瘢痕等) · 鳞柱交接可见:完全可见,部分可见,不可见 · 转化区类型:1 型,2 型,3 型

inflammation. The third parameter in that section,which was already included in the 2002. International Federation of Cervical Pathology and Colposcopy nomenclature,involves assigning a transformation zone type.[4] It overlaps to some degree,but not completely,with the visibility of the squamocolumnar junction. The transformation zone and the squamocolumnar junction are not the same thing;the squamocolumnar junction is the "inner" margin of the transformation zone. Both types 1 and 2 transformation zone are "completely visible,"but the differentiation between the two may be important,mainly for planning treatment.

- **转化区类型**

  ➢ 1 型转化区
  ➢ 2 型转化区
  ➢ 3 型转化区

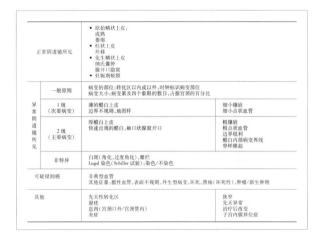

Normal colposcopic findings		Original squamous epithelium; • Mature • Atrophic Columnar epithelium • Ectopy Metaplastic squamous epithelium • Nabothian cysts • Crypt(gland) openings Deciduosis in pregnancy	
Abnormal colposco- pic findings	General principles	Location of the lesion; Inside or outside the T-zone, Location of the lesion by clock position Size of the lesion; Number of cervical quadrants the lesion covers, Size of the lesion in per- centage of cervix,	
	Grade 1 (Minor)	Thin aceto-white epithelium Irregular, geographic border	Fine mosaic, Fine punctation
	Grade 2 (Major)	Dense aceto-white epithelium, Rapid appearance of acetowhitening, Cuffed crypt(gland) openings	Coarse mosaic, Coarse punctuation, Sharp border, Inner border sign, Ridge sign
	Non specific	Leukoplakia(keratosis, hyperkeratosis), Erosion Lugol's staining(Schiller's test); stained/non-stained	
Suspicious for inva- sion		Atypical vessels Additional signs; Fragile vessels, Irregular surface, Exophytic lesion, Necrosis, Ulceration(necrotic), tumor/gross neoplasm	
Miscellaneous find- ing		Congenital transformation zone, Condyloma, Polyp(Ectocervical/ endocervical) Inflammation,	Stenosis, Congenital anomaly, Post treatment consequence, Endometriosis

➢ **1 型转化区**

  ✓ 全部位于子宫颈口外。
  ✓ 完全可见。
  ✓ 范围因人而异大小不一。

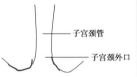

- 蓝色区域为子宫颈转化区上皮所在位置
- 近端为新鳞柱交接
- 远端为原始鳞柱交接

正常阴道镜所见		• 原始鳞状上皮; 成熟 萎缩 柱状上皮 外移 化生鳞状上皮 纳氏囊肿 腺开口隐窝 妊娠期蜕膜	
异常阴道镜所见	一般原则	病变的部位:转化区以内或以外,时钟标识病变部位 病变大小:病变累及四个象限的数目,占据宫颈的百分比	
	1级 (次要病变)	薄的醋白上皮 边界不规则,地图样	细小镶嵌 细小点状血管
	2级 (主要病变)	厚醋白上皮 快速出现的醋白,袖口状腺窝开口	粗镶嵌 粗点状血管 边界锐利 醋白内部病变界线 脊样隆起
	非特异	白斑(角化,过度角化),糜烂 Lugal 染色(Schiller 试验):染色/不染色	
可疑浸润癌		非典型血管 其他征象:脆性血管,表面不规则,外生型病变,坏死,溃疡(坏死性),肿瘤/新生肿物	
其他		先天性转化区 湿疣 息肉(宫颈口外/宫颈管内) 炎症	狭窄 先天异常 治疗后病变 子宫内膜异位症

➢ **2 型转化区**

  ✓ 部分位于子宫颈口外。
  ✓ 完全可见。
  ✓ 范围因人而异大小不一。

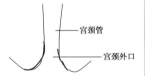

- 蓝色区域为子宫颈转化区上皮所在位置
- 近端为新鳞柱交接
- 远端为原始鳞柱交接

阴道镜检查所见

- 正常阴道镜所见
- 异常阴道镜所见
- 可疑宫颈浸润癌
- 其他

基本四大类没有变化

➢ **3 型转化区**

  ✓ 部分位于子宫颈口外。
  ✓ 部分可见。
  ✓ 范围因人而异大小不一。

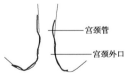

- 蓝色区域为子宫颈转化区上皮所在位置
- 近端为新鳞柱交接
- 远端为原始鳞柱交接

正常阴道镜所见

- 原始鳞状上皮:成熟、萎缩。
- 柱状上皮:外移。
- 转化区上皮:纳氏囊肿、腺开口。
- 妊娠期蜕膜。

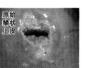

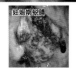

异常阴道镜所见

增加关于病变位置的描述
1. 病变位于转化区内或者外。
2. 病变的大小。
3. 病变的部位(以时钟标识)。

异常阴道镜所见

高级别病变(high grade squamous intraepithelial lesion,HSIL)(主要病变)

	粗镶嵌(coarse mosaic)
厚醋白上皮	粗点状血管(coarse punctation)
快速出现的醋白	边界锐利
袖口状腺窝开口	病变内部边界线(inner border sign)
	脊样隆起(ridge sign)

异常阴道镜所见

低级别病变(low grade squamous intraepithelial lesion,LSIL)(次要病变)描述术语(无变化)

薄的醋白上皮	均一的镶嵌样改变(fine mosaic)
边界不规则,地图样	均一的点状血管(fine punctation)

不同部位的高级别病变

- 转化区以内
- 转化区以外

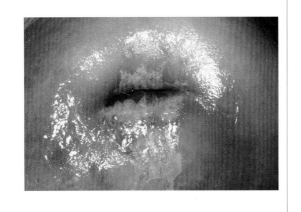

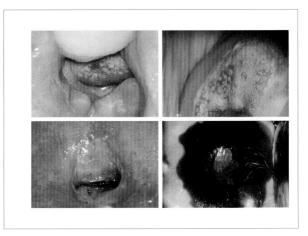

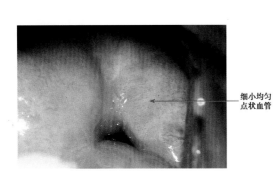

细小均匀点状血管

醋白内部边界征(inner border sign)

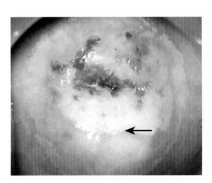

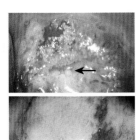
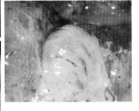

● **脊样征**

2.2 IFCPC 子宫颈切除性手术术语—附录

- 切除类型:与3种转化区类型一致
  - ➢ 1型切除:切除1性转化区,切除的子宫颈相对比较表浅,子宫颈管损伤小。
  - ➢ 2型切除:切除2型转化区,切除了小部分子宫颈管组织。
  - ➢ 3型切除:切除3型转化区,切除组织较多,包括相当一部分子宫颈管组织。
- 切除标本的大小:
  - ➢ 长度-从最远端/外界至最近端/内界。
  - ➢ 厚度-间质边缘至切除样本的表面。
  - ➢ 周径(可选择的)-切除标本的周长。

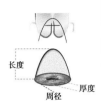

异常阴道镜所见—非特异性改变

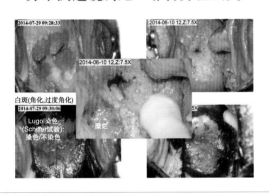

白斑(角化,过度角化)

Lugol染色
(Schiller试验):
绿色/不染色

糜烂

1 型转化区

- 转化区全部位于子宫颈口外。
- 治疗深度:7~10mm。
- 适合破坏性治疗或 LEEP。

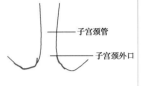
子宫颈管
子宫颈外口

其 他

湿疣、炎症、息肉(子宫颈外口/子宫颈管内)、先天性转化区、狭窄、先天异常、治疗后改变、子宫内膜异位症。

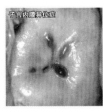
子宫内膜异位症

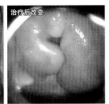
治疗后改变

2 型转化区

- 部分转化区位于子宫颈口内,但器械协助下可以见到转化区上缘。
- 通常不适合破坏性治疗。
- 治疗深度 10~15mm。

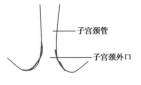
子宫颈管
子宫颈外口

2011 IFCPC colposcopic terminology of the cervix-addendum[1]	
Excision treatment types	Excision type 1,2,3
Excision specimen dimensions	Length-the distance from the distal/external margin to the proximal/internal margin Thickness-the distance from the stromal margin to the surface of the excised specimen Circumference(Optional)-the perimeter of the excised specimen

2011 年国际宫颈病理与阴道镜联盟 子宫颈 阴道镜术语——附录	
切除性治疗的类型	切除类型:1型,2型,3型
切除标本的大小	长度-从最远端/外界至最近端/内界 厚度-从间质边缘至切除样本的表面 周径(可选择的)-切除标本的周长

3 型转化区

- 转化区主要位于子宫颈管,其上缘不可见。
- 不适合破坏性治疗。
- 需要切除 15~25mm。

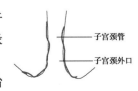
子宫颈管
子宫颈外口

四、阴道镜评估

- 3 型转化区
  - ➤ 部分位于子宫颈口外。
  - ➤ 部分可见。
  - ➤ 范围因人而异大小不一。

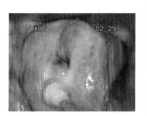

1. 转化区的识别

2. 评估转化区(阴道镜检查的核心)
- 总体评价
  - ➤ 充分/不充分,注明原因(子宫颈炎症、出血、瘢痕等)。
  - ➤ 鳞柱交接:完全可见、部分可见、完全不可见。
  - ➤ 转化区类型:1 型、2 型、3 型。

- 1 型转化区
  - ➤ 全部位于子宫颈口外。
  - ➤ 完全可见。
  - ➤ 范围因人而异大小不一。

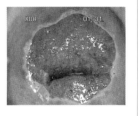

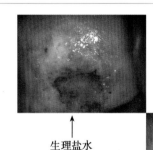

子宫颈暴露充分,新鳞柱交接完全可见,转化区类型:1型。

生理盐水

醋酸后

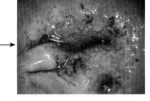

- 2 型转化区
  - ➤ 部分位于子宫颈口外。
  - ➤ 完全可见。
  - ➤ 范围因人而异大小不一。

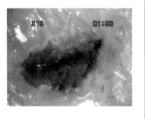

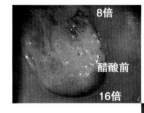

8倍

醋酸前

16倍

子宫颈暴露充分,鳞柱交接完全不可见,转化区类型:3型。

12.5倍

醋酸后

不满意检查

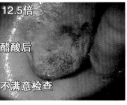

3. 阴道镜检查所见

3.1　正常阴道镜所见

3.2　异常阴道镜所见

3.3　可疑浸润癌

- 原始鳞状上皮:子宫颈外口的远端,光滑的淡粉色;醋酸染色不改变,碘染色着色。
- 原始柱状上皮:子宫颈管内或外,单层高柱状,分泌黏液,醋酸试验后见到"葡萄串"状结构,碘染色不着色或呈浅淡的褐色。
- 原始鳞柱交接(OSCJ):转化区最远端。醋酸后,化生上皮与原始鳞状上皮之间形成一条白线。
- 新鳞柱交接(NSCJ):转化区的最近端。醋酸后,化生上皮与柱状上皮之间形成一条白线。
- 转化区(TZ):又称移行带,OSCJ 与 NSCJ 之间的区域。

3.1　正常阴道镜所见

判断正常子宫颈转化区的流程:

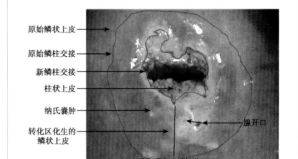

子宫颈转化区的识别

原始鳞状上皮
原始鳞柱交接
新鳞柱交接
柱状上皮
纳氏囊肿
转化区化生的鳞状上皮
腺开口
子宫颈上皮及转化区

- 依次使用生理盐水、5%醋酸与复方碘溶液。
- 验证转化区位置。
- 识别原始鳞状上皮与柱状上皮、原始鳞柱交接与新的鳞柱交接。

正常转化区:由柱状上皮、未成熟化生的鳞状上皮与成熟化生的鳞状上皮构成,在此区域内可见到裸露的柱状岛或纳氏囊肿。
- 柱状上皮:在生理盐水的作用下呈现肉红色,在5%醋酸作用下呈现短暂的苍白水肿,即"葡萄串"状结构,对复方碘溶液不起反应。
- 未成熟化生的鳞状上皮:在生理盐水的作用下呈现深红色,在5%醋酸作用下,呈现短暂的"一过性"醋酸白反应,碘染色可使该上皮部分染色,部分不染色。
- 成熟化生的鳞状上皮:在生理盐水的作用下呈现淡粉色,对5%醋酸溶液不起反应,可被复方碘溶液染成深褐色。

- 原始鳞状上皮
  - 成熟
  - 萎缩
- 柱状上皮
  - 外移
- 化生鳞状上皮
  - 纳氏囊肿
  - 腺开口隐窝
- 妊娠期蜕膜

子宫颈鳞状化生上皮

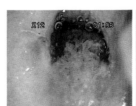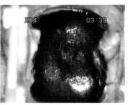

子宫颈鳞状化生上皮

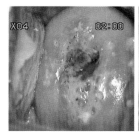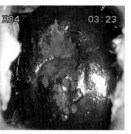

子宫颈腺体开口

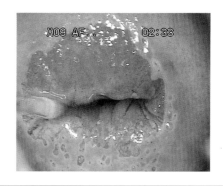

子宫颈鳞状化生上皮

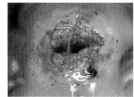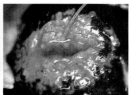

子宫颈纳氏囊肿

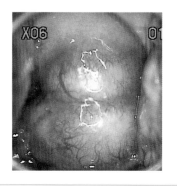

子宫颈鳞状化生上皮

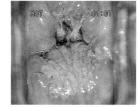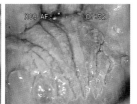

子宫颈纳氏囊肿—表面的树枝状及网状血管

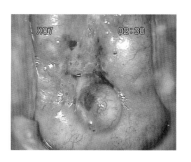

子宫颈腺体开口

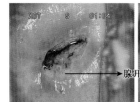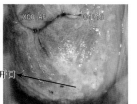

腺开口

子宫颈息肉表面的化生上皮

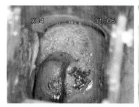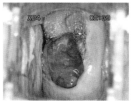

妊娠期子宫颈管内膜间质蜕膜样息肉

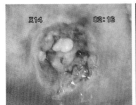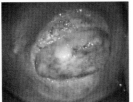

醋酸后 3 分钟

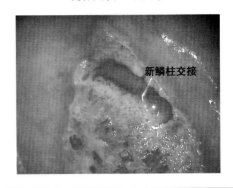

新鳞柱交接

病例一

- 王某某,女,28 岁
- G_1P_0
- 体格检查
  - ➢ TCT:ASC-US
  - ➢ HPV:52 亚型(+)
- 建议阴道镜检查

碘染色着色

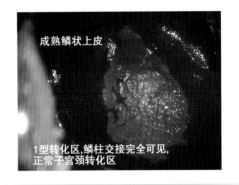

成熟鳞状上皮

1型转化区,鳞柱交接完全可见,
正常子宫颈转化区

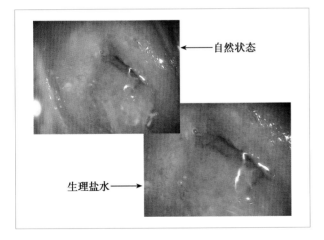

自然状态

生理盐水

病例二

- 赵某某,女,35 岁
- G_1P_1
- 体格检查
  - ➢ 宫颈细胞学未见异常
  - ➢ HR-HPV16 亚型阳性
- 建议阴道镜检查

醋酸后 1 分钟

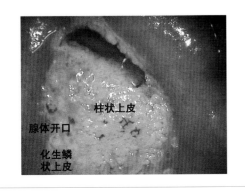

柱状上皮

腺体开口

化生鳞
状上皮

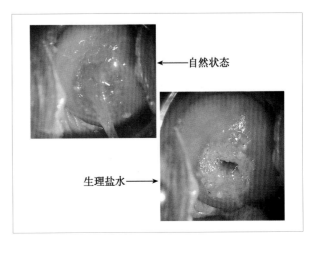

自然状态

生理盐水

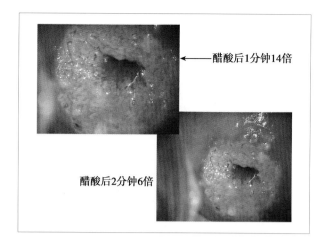

醋酸后1分钟14倍

醋酸后2分钟6倍

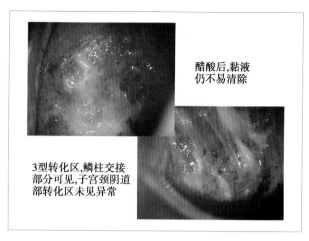

醋酸后,黏液仍不易清除

3型转化区,鳞柱交接部分可见,子宫颈阴道部转化区未见异常

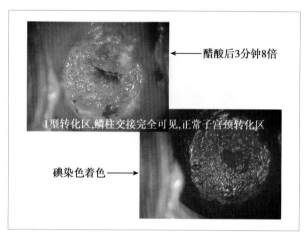

醋酸后3分钟8倍

1型转化区,鳞柱交接完全可见,正常子宫颈转化区

碘染色着色

3.2　异常阴道镜所见

- 一般原则
  - 病变部位:转化区以内或以外,时钟标示病变部位。
  - 病变大小:病变所覆盖四个象限的数目,所占子宫颈的百分比。
- 1级(低级别的):薄的醋白上皮不规则,地图样边界,细镶嵌,细点状血管。
- 2级(高级别的):厚醋白上皮,醋白出现速度快,袖口状腺开口隐窝,粗镶嵌,粗点状血管,边界锐利,内部边界征(inner border)、隆起征(ridge sign)。
- 非特异:白斑(角化,过度角化),糜烂,碘染色着色/不着色。

病例三

- 张某某,女,45岁
- G_3P_1
- 体格检查:TCT、LSIL
- 建议阴道镜检查

- 醋酸白上皮:白色上皮持续的时间越长,提示病变越严重。
- 点状血管:特指毛细血管的点状图像。细点状血管多提示 LSIL 或不成熟化生。
- 镶嵌:由新生血管构成的图像,细小的镶嵌多提示 LSIL 或不成熟化生,粗大而不规则的镶嵌则提示 HSIL。
- 碘染色不着色:CIN 或浸润癌。

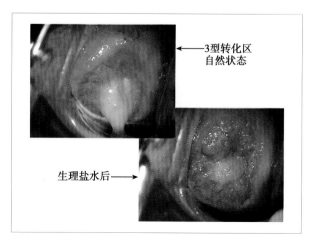

3型转化区自然状态

生理盐水后

阴道镜图像提示 LSIL

- 薄的醋白上皮不规则
- 地图样边界
- 细镶嵌
- 细点状血管

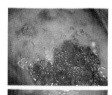

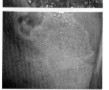

阴道镜图像提示 HSIL

- 厚醋白上皮
- 醋白出现速度快
- 袖口状腺开口隐窝
- 粗镶嵌
- 粗点状血管
- 边界锐利
- 内部边界征
- 脊样征
- 非特异
  - ➢ 白斑(角化,过度角化)
  - ➢ 糜烂
  - ➢ 碘染色:着色/不着色

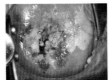
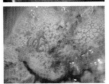

醋酸后醋白上皮

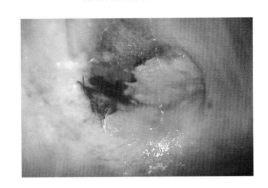

病例一 —— 低级别病变

- 71 岁
- G_4P_3
- 细胞学:ASC-US

碘染色不着色

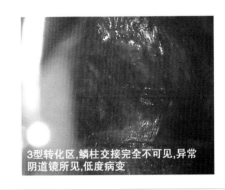

3型转化区,鳞柱交接完全不可见,异常阴道镜所见,低度病变

绝经后子宫颈自然状态,3 型转化区

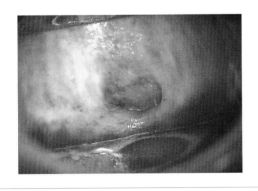

病例二——低度病变(LSIL)

- 38 岁
- G_3P_1
- 细胞学:ASC-US

生理盐水后

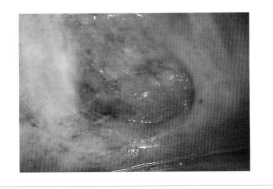

1 型转化区,醋酸前

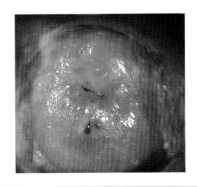

醋酸后 1 分钟醋白上皮,8 倍

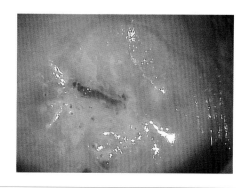

醋酸后子宫颈醋白上皮

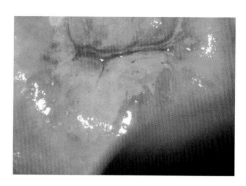

醋酸后醋白上皮,14 倍

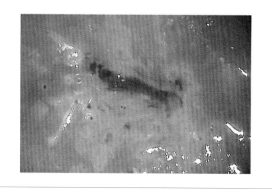

碘染色不着色

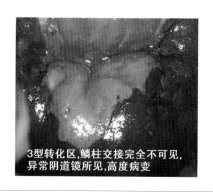

3型转化区,鳞柱交接完全不可见,
异常阴道镜所见,高度病变

碘染色部分不着色

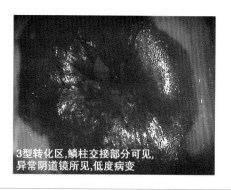

3型转化区,鳞柱交接部分可见,
异常阴道镜所见,低度病变

病例四——高级别病变

- 45 岁
- G_3P_1
- 分泌物异常
- 外院细胞学 NILM,炎症
- 按炎症治疗,症状无缓解

病例三——高级别病变

- 50 岁
- G_3P_1
- 细胞学:HSIL

醋酸前

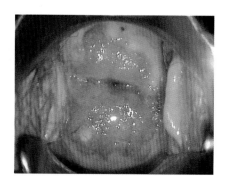

醋酸后

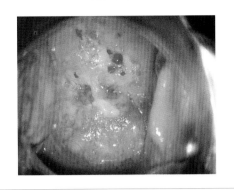

1 型转化区醋酸前

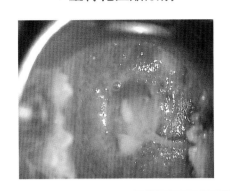

粗细不一的点状血管

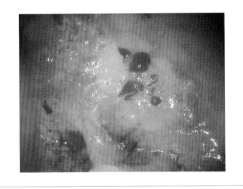

醋酸后醋白上皮

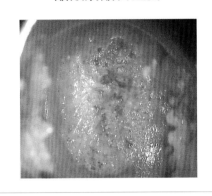

碘染色不着色

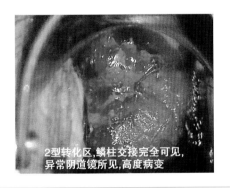

醋酸后醋白上皮，子宫颈触血

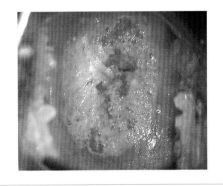

病例五——高级别病变

- 33 岁
- G_1P_0
- 细胞学 HSIL

点状血管

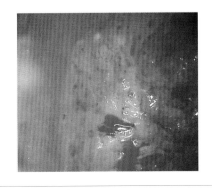

碘染色不着色

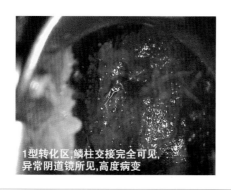

1型转化区,鳞柱交接完全可见,
异常阴道镜所见,高度病变

子宫颈增大,失去正常形态

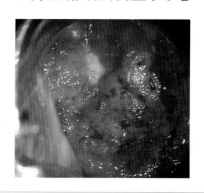

碘染色不着色

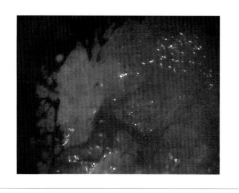

异型血管

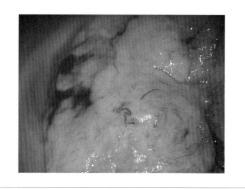

3.3　可疑浸润癌

- 非典型血管
- 其他征象
  - ➤ 脆性血管
  - ➤ 表面不规则
  - ➤ 外生型病变
  - ➤ 坏死
  - ➤ 溃疡(坏死的)
  - ➤ 肿瘤/肉眼可见肿瘤

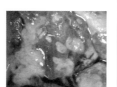

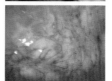

异型血管

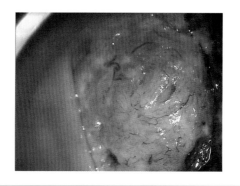

病例六——可疑浸润癌

- 42 岁
- G_3P_1
- 细胞学正常
- 外院诊断子宫颈肥大糜烂,拟行物理治疗
- 治疗前妇科检查发现子宫颈异常
- 阴道镜可疑浸润癌

异型血管

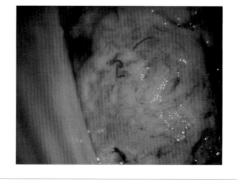

碘染色不着色

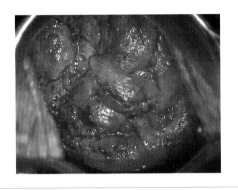

粗大点状血管、镶嵌

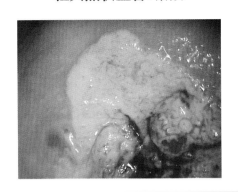

病例七——可疑浸润癌

- 39 岁
- G_3P_1
- 外院:细胞学正常
- 阴道镜:可疑浸润癌
- 病理:子宫颈鳞癌

醋白改变,触血,8 倍

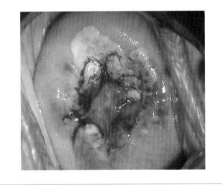

子宫颈上皮醋白改变,触血

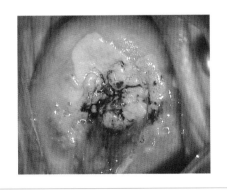

粗大点状血管、镶嵌

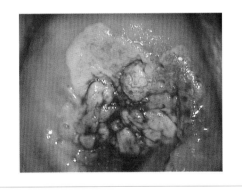

异型血管

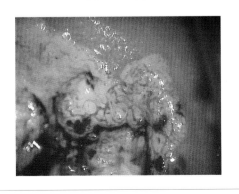

粗大点状血管

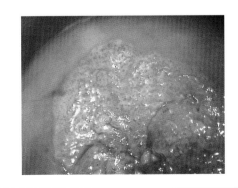

阴道镜图像提示阴道病变

镜下所见(阴道镜动态观察)

- 阴道侧壁穹窿:病变图像改变与宫颈病变相似。
- 外阴/肛周的皮肤:醋酸作用后3分钟观察,部分高级别病变表现为界限清晰的醋酸白上皮环绕着苔藓化的、扁平隆起的色素性斑块。

碘染阴道壁病变不着色

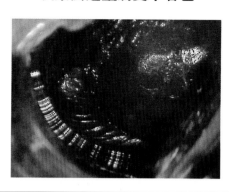

病例八——阴道病变

- 41岁
- G_2P_1
- 细胞学:ASC-US
- 阴道镜:子宫颈表面未见明显异常,右侧阴道壁见醋白改变,稍突起阴道壁
- 病理:右侧阴道壁湿疣

阴道镜图像提示外阴病变

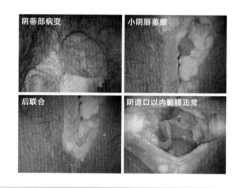

子宫颈自然状态

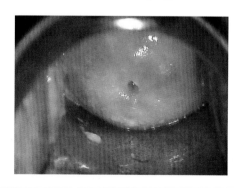

病例九

- 64岁
- G_3P_2
- 子宫颈细胞学 ASC-US
- 外阴:两侧大阴唇之间皮肤颜色变浅,表面组织毛糙毛刺状,疣状突出于皮肤黏膜表面,表面可见组织过度角化改变,整个组织无触血,无糟脆坏死,弹性尚好。左侧小阴唇上、下取活检,右侧小阴唇取活检
- 病理:(外阴左上、左下,右小阴唇)黏膜被覆增生的鳞状上皮,表层伴有角化亢进及角化不全,棘层肥厚,可见反转型角化,大部分细胞分化好,局灶可见轻度异型及核分裂象,免疫组化:P16(基底个别细胞+),Ki-67(基底++),P53(基底++)。符合分化型 VIN 表现。其中(右小阴唇)局灶基底膜不清,不除外有浸润性病变

阴道壁湿疣

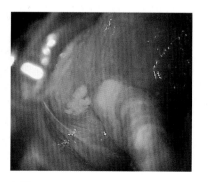

杂　类

- 先天性转化区
- 湿疣
- 息肉(子宫颈外口、子宫颈管内)
- 炎症
- 狭窄
- 先天异常
- 治疗后结果
- 子宫内膜异位症

先天性转化区

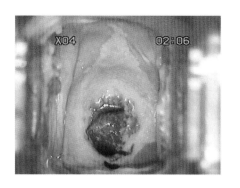

狭窄、治疗后改变

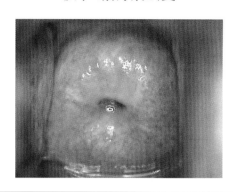

湿 疣

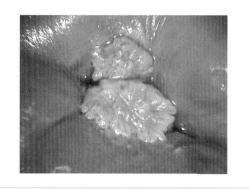

子宫内膜异位症

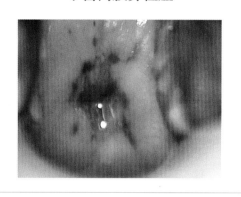

息肉(子宫颈外口、子宫颈管内)

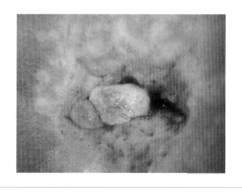

五、经阴道镜指引下子宫颈活检术

可疑子宫颈浸润癌或 HSIL 者必须取活检

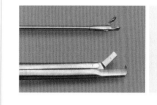
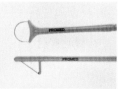

炎 症

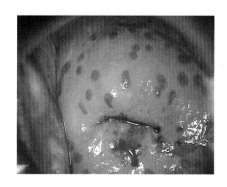

1. 阴道镜指引下子宫颈活检的原则

- 子宫颈癌筛查或阴道镜下图像可疑子宫颈浸润癌或 HSIL 者,应取子宫颈活检病理证实,未行活检时应注明原因,如妊娠、直接选择诊断性锥切术等。
- 阴道镜检查结果满意且怀疑为 HSIL 或子宫颈浸润癌者,应在阴道镜指引下对子宫颈每象限病变最严重的部位多点取材;阴道镜检查结果不满意时除在子宫颈管外口病变最严重的部位多点取材外,还应行子宫颈管内膜刮取术(ECC)。

- 筛查子宫颈细胞学结果为 ASC-H、HSIL、AGC 者即使阴道镜检查未发现异常,也应取子宫颈多点随机活检+ECC。
- 对于细胞学高度异常阴道镜下可见异常转化区或阴道镜下未见异常、阴道镜指引下多点活检病理结果无 HSIL 及以上病变检出,经复核细胞学、阴道镜及病理结果不能除外高级别病变时建议行诊断性锥切术。
- 子宫颈癌筛查细胞学 AGC-NOS,应行 ECC 评价子宫颈管腺上皮;腺上皮异常 AGC 倾向瘤变、AIS、腺癌者阴道镜下有或无异常转化区均建议行诊断性锥切术。

2. 子宫颈点活检的方法
- 活检部位首选最异常的区域。
- 应多点活检。
- 通常应靠近鳞柱交接(SCJ)的区域。
- 应先取宫颈后唇,后取前唇,以免因前唇的创面出血影响后唇的取材。
- 阴道镜检查不满意时应注意评价子宫颈管(子宫颈管取样/子宫颈内膜搔刮术 ECC)。

3. ECC 使用原则
- 子宫颈癌筛查细胞学发现异常,而阴道镜检查时未见相应异常。
- 子宫颈癌筛查细胞学腺上皮异常。
- 阴道镜检查时转化区不能完全可见,即阴道镜检查 3 型转化区者。

4. 诊断性子宫颈锥切术原则
- 对于细胞学高度异常、阴道镜下未见异常或阴道镜指引下多点活检病理结果无 CIN2、3 及以上病变检出,经复核细胞学、阴道镜以及病理结果不能除外高级别病变时建议行诊断性锥切术。
- 对于细胞学及阴道镜下图像高度可疑浸润癌时应建议诊断性锥切术(细胞学高级别及以上异常、阴道镜下高级别病变范围广泛累及 3 个及以上象限并向宫颈管内延伸时)。
- 细胞学 AGC 倾向瘤变、腺癌者建议行诊断性锥切术。
- 子宫颈活检病理提示 AIS 时。

5. 阴道镜检查后酌情不取活检的建议
- 细胞学 ASC-US:阴道镜检查未见异常者,可 6~12 个月后复查宫颈细胞学。
- 子宫颈细胞学结果为 LSIL:阴道镜检查充分,未见异常,可酌情不取子宫颈活检,6~12 个月后复查。
- 妊娠期细胞学 ASC-US、LSIL:阴道镜下排除高度病变或浸润癌者。

以上宜由有经验的医师判断决定

6. 子宫颈活检前后的注意事项
- 活检作为诊断子宫颈癌前病变的方法,操作前需要准备固定保存活检标本的容器及固定液。
- 活检标本和 ECC 标本一样,固定后需送到具备病理诊断能力且有质量控制体系的医疗机构进行病理检查。
- 告知患者待结果回报后应复诊,及时反馈结果并结合患者病例特点提出后续管理建议。
- 对于无法前来复诊的患者,应尽可能通知到患者并告知诊疗计划。

六、对阴道镜检查图文报告的要求

1. 阴道镜图文报告必须记录的内容
- 患者信息。
- 必要的病史。
- 阴道镜检查指征。
- 阴道镜检查所见(总体评价、转化区类型、上皮及血管改变、碘着色等)。
- 阴道镜检查的印象/拟诊。
- 阴道镜检查时的操作。
- 下一步处理建议。

2. 对阴道镜检查报告插入图像的要求
应插入 1~4 幅有代表性的图像:
> 选择图像应能显示阴道镜检查是否充分。
> 选择图像应能准确指明病变的解剖学位置与面积大小。
> 选择图像应能准确指明病变的性质与级别。
> 选择图像应能显示腺体开口的醋酸白环,提示病变累及腺体。

七、阴道镜检查的临床意义

阴道黏膜病变

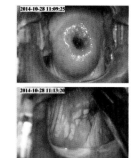
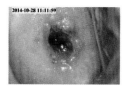
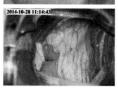

阴道镜检查通过对筛查异常者的转化区类型、病变的范围大小、图像的表面构型、有无血管异常等的识别，并结合病史、生育要求、细胞学、病毒学、分子学及活检病理学结果等综合分析，根据最终的子宫颈病变风险评估结果，指导患者的临床处理。

外阴、阴道、子宫颈病变

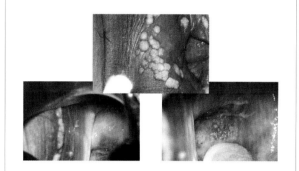

1. 评估筛查异常者
- 给子宫颈癌筛查异常结果寻找答案。
- 选择活检部位并取活检进行病理学检查。

2. 指导病变的治疗
- 判断转化区类型。
- 判断病变范围。
- 根据患者年龄、生育要求、转化区类型，病变范围、病变程度等进行评估，选择适宜的个性化管理方式。

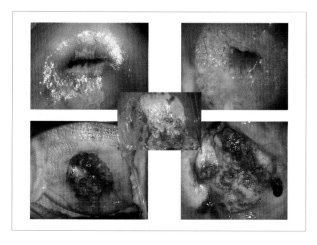

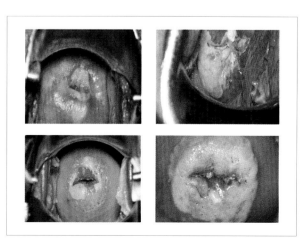

八、IFCPC宫颈切除性手术术语

- 切除类型:与3种转化区类型相一致。
  - 1型切除:切除1性转化区,切除的子宫颈相对比较表浅,颈管损伤小。
  - 2型切除:切除2型转化区,切除了小部分子宫颈管组织。
  - 3型切除:切除3型转化区,切除组织较多,包括相当一部分子宫颈管组织。
- 切除标本的大小:
  - 长度-从最远端/外界至最近端/内界。
  - 厚度-从间质边缘至切除样本的表面。
  - 周径(可选择的)-切除标本的周长。

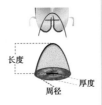

Excision Types new IFCPC proposal	切除类型 2011 IFCPC 建议

• Type 1 Excision
  ➢ Resection of a type 1 TZ
• Type 2 Excision
  ➢ Resection of a type 2 TZ
• Type 3 Excision
  ➢ Resection of a type 3 TZ
  ➢ Glandular disease
  ➢ Suspected microinvasion
  ➢ Repeat treatment
 	
—— from Walter Prendiville
	• 1型切除
	  ➢ 切除1型转化区
	• 2型切除
	  ➢ 切除2型转化区
	• 3型切除
	  ➢ 切除3型转化区
	  ➢ 腺上皮病变
	  ➢ 可疑微小浸润
	  ➢ 重复性治疗

小 结

- 阴道镜检查提供的信息对临床处理的指导意义远大于活检的病理结果。这些信息和细胞学、HPV和阴道镜检查结果可以对患者危险程度进行分层,选择合适的治疗方式。
- 阴道镜术语的变化目的在于转变临床医师对阴道镜检查意义的认识,从一个放大取活检的操作演变到一个指导患者临床处理的检查。

第五节 组织学确诊的子宫颈癌前病变的规范化处理

一、子宫颈活检组织病理学诊断标准

HPV感染所致的子宫颈鳞状上皮内瘤变（CIN）的分级

- 既往的CIN分级主要采用传统的组织病理学的三级分类法,即CIN1、CIN2、CIN3。
- 2012年美国病理学会（CAP）和美国阴道镜和病理协会（ASCCP）建议将子宫颈鳞状上皮内病变采用两级命名法,分为低级别和高级别病变与HPV感染自然史的两种状态,即一过性感染及持续性感染所致的鳞状上皮内瘤变的两级程度相吻合。
  - ➢ 低级别病变包括CIN1,多为HPV一过性感染所致。
  - ➢ 高级别病变包括CIN2、CIN3,多与HPV持续感染相关,如不治疗,有进展为子宫颈浸润癌的可能。
  - ➢ 由于CIN2的H&E诊断结果一致性较低,其中一部分为真正的高级别病变,还有一部分为低级别病变,当形态学鉴别高级别或低级别病变存在争议时,推荐采用生物标志物辅助鉴别诊断。

子宫颈活检组织病理学诊断标准

- 鳞状上皮内病变
  - ➢ 低级别鳞状上皮内病变（LSIL）
  - ➢ 高级别鳞状上皮内病变（HSIL）
- 腺上皮内病变——原位腺癌（AIS）

低级别鳞状上皮内病变（LSIL）

- 定义:显示HPV感染的临床和形态特征的鳞状上皮内病变,低级别病变意指未来发生癌的风险低。
- 病理形态特征如下:基底细胞增生和挖空细胞形成,这些挖空细胞主要分布在上皮的上半部分,鳞状上皮上2/3有成熟现象,表浅层细胞一般为轻度异型性,上皮全层细胞可以出现核异型,但异型程度轻,核分裂象不多,主要局限在上皮的下1/3~1/2层面,罕见病理核分裂。
- 免疫组化染色,多数病例p16阴性,部分病例可以呈现阳性,Ki-67阳性细胞数多位于上皮的下1/3层面。

高级别鳞状上皮内病变（HSIL）

- 定义：这种鳞状上皮内病变如果未进行处理将会有进展为浸润癌的危险。
- 病理形态特征如下：鳞状上皮上 1/3～1/2 有成熟现象或完全无成熟现象，上皮 1/2 以上（CIN2）或是 2/3 以上乃至全层（CIN3）为异型细胞所替代，细胞核异型性明显，分裂象增多，常见病理核分裂，但上皮基底膜仍清晰完整。
- 免疫组化染色，几乎所有 HSIL 病变 p16 都呈现弥漫阳性，Ki-67 阳性细胞数位于上皮 1/2 甚至全层。

p16 免疫组化

- 2012 年 7 月，美国病理学家协会（CAP）和美国阴道镜和宫颈病理学会（ASCCP）联合发表共识（LAST 项目）指南，指出 p16 可作为反映 HPV E6/E7 影响细胞增殖的标志物，有足够证据表明其可作为检测 HPV 感染是否影响到细胞周期调控的生物标志物。
- 建议对 CIN2 行 p16 免疫组化
  - ➤ p16 阴性的 CIN2 相当于 LSIL
  - ➤ p16 阳性的 CIN2 相当于 HSIL
- 2014 年 WHO 也推荐对于有疑问的诊断，可以采用 p16 免疫组化染色，以提高子宫颈病变组织学诊断的准确性和病理医师之间诊断的一致性。

腺上皮内病变—— 原位腺癌（AIS）

- AIS 为子宫颈腺上皮的前驱病变。
- 其组织形态学特征为：子宫颈黏膜保持正常腺体结构，细胞学表现恶性的上皮细胞累及全部或部分黏膜表面或腺腔上皮，这些细胞核增大，染色质粗糙，有小的单个或多个核仁，核分裂活性增加，可有不同程度的细胞核复层。
- 免疫组化染色：普通型 AIS 常常呈现 $p16^{INK4a}$（简称 p16）阳性，Ki-67 高表达（阳性）及 ER 和 PR 的表达丢失（阴性）。

二、子宫颈鳞状上皮内病变 的处理原则

子宫颈癌前病变

组织学确诊子宫颈癌前病变包括：
- ➤ 高级别子宫颈上皮内病变（HSIL）
- ➤ 子宫颈原位腺癌（AIS）

1. LSIL 的处理原则

HPV 相关的鳞状上皮异常

- HR-HPV 感染可引起肛门/下生殖道上皮内瘤样病变（intraepithelial neoplasia, IN），包括外阴、阴道、宫颈、阴茎、肛门及肛周。
- 具体部位进一步限定（—IN）
  - ➤ 子宫颈 = CIN
  - ➤ 外阴 = VIN
  - ➤ 阴道 = VAIN
  - ➤ 肛门 = AIN
  - ➤ 肛周 = PAIN
  - ➤ 阴茎 = PeIN

LSIL 特点

- LSIL 包括 CIN1、CIN2 p16 阴性者
- LSIL 特点
  - ➤ 多为 HPV 一过性感染所致。
  - ➤ 60%病变可自然消退。
  - ➤ 30%病变持续存在。
  - ➤ 约 10% 2 年内进展为 HSIL。

LSIL 的处理原则

- 原则上无需治疗，临床观察。
- 细胞学 HSIL、ASC-H 等经组织学诊断的 CIN1 处理应慎重，尤其是阴道镜检查转化区部分或完全不可见者，必要时需选择子宫颈诊断性锥切术。

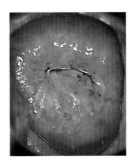

21~24 岁妇女的 LSIL 管理

- 细胞学 ASC-US 或 LSIL 后组织病理学诊断的 LSIL，12 个月后复查细胞学
  - ➤ 如复查的细胞学仍为 ASC-US 或 LSIL，再 12 个月后复查细胞学。
  - ➤ 如复查的细胞学为 ASC-H 及以上，则转诊阴道镜检查。
- 细胞学 ASC-H 或 HSIL 后组织病理学诊断的 LSIL，阴道镜检查充分，子宫颈管取样阴性，建议两年内每 6 个月间隔的细胞学+阴道镜观察
  - ➤ 如果在随访中阴道镜下发现 HSIL 病变或细胞学 HSIL 持续 1 年，建议再次活检。
  - ➤ 如果细胞学 HSIL 持续 24 个月尚未检出 CIN2 及以上病变，建议行诊断性锥切术。
  - ➤ 如果阴道镜检查不充分或子宫颈管取样病理提示 CIN2、CIN3、CIN2,3 或 CIN 无法定级，建议行诊断性锥切术。

细胞学 ASC-US、LSIL 经组织学诊断的 CIN1 处理原则

临床上漏诊 HSIL 的概率相对低
  - ➤ 阴道镜评价充分时，无需治疗，临床随访。
  - ➤ 阴道镜评价不充分时，应进一步评估、明确子宫颈管内有无 HSIL。

妊娠期妇女 LSIL 管理

- 妊娠妇女细胞学异常，阴道镜下组织病理学为 LSIL 时，最主要的目的是除外子宫颈浸润癌。
- 如细胞学、阴道镜检查及组织病理学无子宫颈浸润癌证据时临床上无需特殊处理，建议产后 6~8 周复查。

细胞学检查结果为 ASC-H、HSIL 经组织病理学诊断的 LSIL 或未发现病变的处理

临床上漏诊 HSIL 的概率相对高，可选择：
  - ➤ 诊断性锥切术。
  - ➤ 如果阴道镜评价充分、子宫颈管取样阴性时，可随访观察。
  - ➤ 或重新回顾细胞学、阴道镜及组织病理学结果，重新诊断并处理。

LSIL(CIN1、CIN2P16 阴性)的随访

- 目的：及时发现病情进展者或 CIN2、3 漏诊者。
- 方案
  - ➤ 6~12 个月重复细胞学检查，或细胞学+HPV 检测。
  - ➤ 细胞学提示≥ASCUS 或 HPV(+)，阴道镜检查。

特殊人群

- 21~24 岁妇女：
  - ➤ 子宫颈癌风险低：21~24 岁年发生率 1.4/100 000。
  - ➤ HPV 感染常见。
  - ➤ 病灶常自然消退。
  - ➤ 对于细胞学异常的管理应相对保守，轻微的细胞学异常以观察随访为主。
- 孕妇：主要目的是除外浸润癌。

2. HSIL 的处理原则

HSIL 的特点

- HSIL 包括:
  - 既往三级分类法的 CIN3、CIN2 p16 阳性者。
  - 两类分级法的 CIN2/3。
- HSIL 特点
  - 多为 HPV 高危亚型持续感染所致。
  - 为子宫颈癌前病变。
  - 约 20% 10 年内进展为子宫颈浸润癌。

3. AIS 的处理原则

HSIL(CIN2p16 阳性、CIN3、CIN2,3)处理原则

- CIN2 是治疗阈值,可行 p16 分流。
- CIN3 必须治疗,可忽略年龄或对未来生育的影响。
- 特殊人群,特殊对待
  - 21~24 岁
  - 孕妇

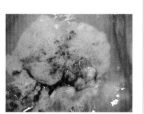

AIS(子宫颈原位腺癌)

- 1952 年 Hepler 等首次描述。
- 极少见,但近年发病率有上升趋势。
- 子宫颈腺癌的癌前病变。
- 与 HPV18 的持续感染有关(25%~88%)。
- 50%合并有 CIN2,3。

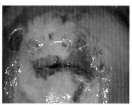

CIN3合并AIS

普通人群 HSIL(CIN2p16 阳性、CIN3、CIN2,3)的初始治疗

- 对于阴道镜检查充分者,可选择行子宫颈锥切术,或慎重选择子宫颈消融性治疗。
- 对于阴道镜检查不充分者应选择子宫颈锥切术。
  - 对于行子宫颈切除性治疗的妇女,切除标本应行 12 点连续切片的病理评估。
  - 对于锥切术后组织病理学确诊为子宫浸润癌者应及时转诊肿瘤医师。
  - 对于锥切术后组织病理学确诊为 HSIL 者在治疗后应长期随访。
- 子宫全切术不作为首选治疗方法。

AIS

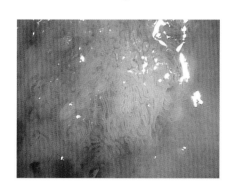

特殊人群(CIN2p16 阳性、CIN3、CIN2,3)处理

- 21~24 岁
  - CIN2,3:治疗或 6 个月及 12 个月细胞学+阴道镜观察。
  - CIN2:最好观察,治疗可接受。
  - 治疗指征
    - ✓ 病理特指 CIN3。
    - ✓ CIN 2,3 或 CIN2 持续 2 年及以上。
- 孕妇
  - 无浸润癌证据可进一步细胞学+阴道镜观察。
  - 复查间隔不短于 12 周。
  - 产后复查不早于 6 周。

AIS(子宫颈原位腺癌)诊治难点

- 病灶多位于子宫颈管内,不在阴道镜检查范围内。
- AIS 病变阴道镜下的改变常无特异性。
- 诊断需依据子宫颈诊断性锥切术后的病理结果。
- 病灶常向子宫颈管内深部延伸,保守性子宫颈锥切手术难以切除干净。
- AIS 病变部分呈多中心或跳跃性特征,即使切除的标本边缘无病变存在,也不能完全排除病变残存的可能性。
- AIS 的临床处理原则不同于 CIN,如按照管理 CIN 的方式管理 AIS 患者,易导致诊断或处理的延误或不彻底。

AIS 的临床处理原则

- 无生育要求者,建议行全子宫切除术。
- 有保留生育愿望者,可在知情同意下行保守性的子宫颈锥切术。

治疗方案的选择原则

- 根据 CIN 分级、年龄、生育要求、随诊条件、医疗资源及治疗者的经验等决定。
- 治疗应个性化。
- 阴道镜检查转化区完全可见
  - ➤ 子宫颈锥切术
  - ➤ 或消融性治疗
- 阴道镜检查转化区部分或完全不可见——诊断性子宫颈锥切术。
- 子宫全切术不作为 HSIL 的首选治疗——风险超过受益。

三、子宫颈癌前病变的治疗及随访

HSIL 的治疗方法

- 消融性治疗
  - ➤ 冷冻
  - ➤ 激光
  - ➤ 电凝
  - ➤ 冷凝等
- 切除性治疗
  - ➤ 环形电切术 LEEP 或大环电切术 LLETZ
  - ➤ 冷刀锥切术 CKC
  - ➤ 激光锥切术等

子宫颈癌前病变的治疗与随访原则

- 对于在子宫颈癌筛查过程中发现的异常/阳性人群经阴道镜评估、组织病理证实的子宫颈高级别鳞状上皮内病变(HSIL)及原位腺癌(AIS)妇女应进行积极的干预。
- 治疗方案的选择应根据患者年龄、生育要求、病变的组织病理学类型、阴道镜下转化区类型、患者的随诊条件及治疗者的经验等决定,治疗应遵循个性化的原则。
- 目前常用的治疗方法包括子宫颈消融治疗及子宫颈切除性治疗。
- 对于经充分阴道镜检查组织病理学诊断为 LSIL 者,应结合其细胞学结果,如筛查结果、阴道镜拟诊以及组织病理学结果间无明显差异者应加强随访,定期复查,对于三者结果间不一致者应进一步检查,以免漏诊 HSIL 病变。

HSIL 治疗疗效

- 经系统回顾,各种治疗方法的疗效无明显差异,总失败率为 5%~15%。
- 子宫颈锥切术后切缘阳性或(和)子宫颈管标本存在 HSIL 病灶,术后病变持续存在或复发的风险增加。
- 病变持续存在或复发多发生在术后 2 年内。

1. HSIL 的治疗与随访

HSIL 治疗后随访

- HSIL 治疗后均存在病变持续存在、复发、进展为子宫颈浸润癌风险。
- 治疗后 20 年子宫颈浸润癌的发生率高于普通人群,应强调长期随访。

HSIL 治疗后随访

- HSIL 治疗后应充分评估其病变持续存在/复发及进展为浸润癌的风险。
- 术后切缘阳性尤其是子宫颈管切缘阳性增加了 HSIL 病变持续存在、复发或浸润癌的风险,应高度重视,分层管理。
- 长期随访,建议至少 20 年。

---

2. AIS 的治疗与随访

HSIL 治疗后的分层管理

- 病变持续存在/复发高风险人群(锥切术后切缘病理阳性者:切缘存在 HSIL 及以上病变)增加了 HSIL 病变持续存在、复发或浸润癌的风险。
  - 对于切缘组织病理学无浸润癌及 AIS 证据者建议术后 4~6 个月行细胞学+阴道镜+子宫颈管取样评估。
  - 对于切缘组织病理学存在或可疑浸润癌/AIS 者建议再次行诊断性锥切术。
- 病变持续存在/复发中风险人群(锥切术后切缘病理阴性者:切缘无 HSIL 及以上病变存在)或接受子宫颈消融性治疗者
  - 建议术后 12 个月行细胞学联合 HPV 检测,发现任何异常结果均需转诊阴道镜。
  - 双项检查未见异常者,术后 24 个月再次行细胞学联合 HPV 检测。
  - 如仍为双项检查阴性者,可 3 年后复查。
  - 如果仍为阴性,可转入常规筛查,持续至少 20 年。

AIS 的治疗

一旦经子宫颈锥切术组织病理学确诊为 AIS 者
- 如无生育要求,建议行全子宫切除术。
- 对于有保留生育要求者,可行子宫颈锥切保守性治疗。
- 术后切缘经组织病理学评价存在 HSIL 或 AIS 病变时,建议行重复性子宫颈锥切术。
- 切缘阴性者,由于 AIS 的病变常向子宫颈管内延伸,且部分病变呈多中心或跳跃性特征,即使切除的标本边缘无病变存在,也不能完全排除 AIS 病变持续存在的可能性,应充分告知风险,知情选择。

治疗后的随访方案——单纯细胞学

- 术后病理切缘阴性者。
  - 间隔 6 个月细胞学检查。
- 术后病理切缘受累或切缘状况不明者。
  - 间隔 6 个月细胞学+阴道镜检查+颈管评估。
- 细胞学结果≥ASCUS——阴道镜检查+颈管标本取材[宫颈管黏膜搔刮术(ECC)/宫颈管毛刷细胞学]。
- 连续 2 次细胞学检查阴性,回归每 12 个月的常规筛查,持续至少 20 年。

AIS 保守性治疗

AIS 有生育要求时,可行子宫颈锥切术
- 任何锥切术式均可采用,但应保证标本的完整性及切缘的病理可解释性。
- 切缘受累或手术时颈管标本存在 CIN 或 AIS,建议再次手术。

治疗后的随访方案——子宫颈细胞学+HR-HPV 检测

- 术后病理切缘阴性者
  - 术后 12 个月、24 个月行子宫颈细胞学+HPV。
  - 2 次双阴性结果,3 年复查细胞学+HPV。
  - 再次阴性,可常规筛查,持续至少 20 年。
- 术后病理切缘受累或切缘状况不明者
  - 术后 4~6 个月,子宫颈细胞学+HPV 检测+阴道镜检查+颈管评估。

AIS 保守治疗疗效

- 系统回顾诊断性切除术后 AIS 持续存在、复发、浸润腺癌的概率为 0~9%。
- 子宫颈切缘及颈管的状况是预测病灶持续存在或复发的临床指标。
- 保守性治疗后应保证切缘的不受累:
  - 术后病理提示切缘受累或手术时颈管标本存在 CIN 或 AIS,应建议再次手术。

AIS 保守治疗后随访

- 每 6 个月细胞学联合 HR-HPV DNA 检测、阴道镜、ECC 再评估。
- 长期随访,直至完成生育切除子宫。

子宫颈消融性治疗——指征

- 全部局限于子宫颈表面,未扩展至子宫颈管的 CIN2 病变。
- 细胞学及组织病理学结果间无明显差异。
- 细胞学、阴道镜及病理检查无子宫颈浸润癌证据。
- 细胞学及组织病理学未提示子宫颈腺体的非典型增生。
- 子宫颈管取样病理未见异常。

四、子宫颈癌前病变治疗方法介绍

子宫颈消融性治疗——禁忌证

- 阴道镜检查不充分。
- 细胞学结果或阴道镜检查及组织病理学可疑浸润癌。
- HSIL 治疗后病变持续存在或复发者。

1. 子宫颈消融性治疗

子宫颈消融性治疗——副作用

- 轻微的痉挛感。
- 阴道分泌物增多,呈水样,约持续 1 个月。
- 少量的出血,持续 1~2 周。

子宫颈消融性治疗——简介

- 包括子宫颈冷冻、激光、电凝、冷凝治疗等。
- 操作简单,疗效明确。
- 可用于阴道镜检查充分,转化区 1 型、病变范围较小且位于子宫颈表面的 HSIL 治疗,对于转化区 2 型者应慎重选择。
- 治疗前应全面评估、除外子宫颈浸润癌及 AIS。

子宫颈消融性治疗——后遗症

对未来妊娠可能的不利影响
- ➢ 早产
- ➢ 胎膜早破
- ➢ 低出生体重等

子宫颈消融性治疗——疗效

- 如果适应证选择合适,有效率约 90%。
- 治疗后仍需长期随访。

子宫颈切除性治疗对未来妊娠影响

- 子宫颈切除性治疗可增加对未来妊娠的不利影响
  - ➤ 早产
  - ➤ 胎膜早破
  - ➤ 低出生体重
  - ➤ 剖宫产概率增加等
- 子宫颈切除性治疗对未来妊娠影响可能高于消融性治疗。
- 不同的切除类型对未来妊娠影响不同。
- 应严格掌握手术的适应证及规范手术操作,按照转化区类型选择相应的切除类型。

2. 子宫颈切除性治疗

子宫颈切除性治疗的疗效

- 文献报道子宫颈切除性治疗的疗效为 93.3%~98%。
- 有病变持续存在、复发、进展为子宫浸润癌风险。
- 多发生在术后 2 年内。

子宫颈切除性治疗

- 子宫颈切除性治疗具有再诊断及治疗的双重功效。
- 目前国内常用方法
  - ➤ 子宫颈环形电切术(loop electrosurgical excision procedure,LEEP);或子宫颈移行区大环切除术(large loop excision of the transformation zone,LLE-TZ);
  - ➤ 子宫颈冷刀锥形切除术(cold knife conization,CKC)。
- 切除的标本应按照 12 点连续切片原则做组织病理学检查。

子宫颈切除性治疗的注意事项(1)

- 对于确诊的子宫颈癌前病变患者应充分告知其治疗的必要性并签署知情同意书。
- 所有需进行治疗的妇女,术前应除外全身及生殖道急性炎症。
- 手术应在阴道镜下完成,阴道镜应评估确定转化区类型、病变大小、累及范围、是否向子宫颈管内延伸等。
- 所有治疗必须有完整规范的记录,应记录切除性治疗的类型(1 型、2 型、3 型),切除物长度(length,从最远端/外界至近端/内界)、厚度(thickness,从间质边缘至切除标本的表面)及周径(circumstance,切除标本的周长)。
- 术中应彻底止血。

子宫颈切除性治疗的适应证

- 存在细胞学(HSIL、AGC 倾向瘤变、AIS 或癌)、阴道镜与组织病理学诊断的不一致。
- 子宫颈管取材阳性。
- HSIL 的任何病变位于颈管内,需进一步进行组织学评价。
- 细胞学或阴道镜提示可疑浸润癌,但阴道镜下活检组织病理学未证实。
- 细胞学或阴道镜活检组织病理学提示 AIS。
- 阴道镜活检组织病理学可疑浸润癌。
- 阴道镜检查不充分,特别是细胞学为 HSIL 或子宫颈活检为 HSIL。
- HSIL 治疗后病变持续存在或复发。

子宫颈锥切术的手术切除类型

- 全部子宫颈转化区
- 一定深度的子宫颈管及间质
- 根据转化区类型选择相应的手术类型
  - ➤ 1 型切除:7~10mm
  - ➤ 2 型切除:10~15mm
  - ➤ 3 型切除:15~25mm

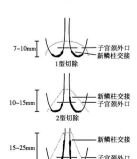

2011IFCPC 子宫颈的阴道镜术语—附录

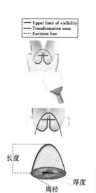

Upper limit of visibility
Transformation zone
Excision line

- 切除性治疗的类型：
  1型，2型，3型
- 切除标本的大小
  - 长度（length）：从最远端/外界至最近端/内界。
  - 厚度（thickness）：从间质边缘至切除标本的表面。
  - 周径（circumstance，可选择的）：切除标本的周长。

长度　厚度　周径

HSIL 治疗后病变残留风险

- Meta 分析，包括 66 研究、35 109 例 CIN 妇女。
- 23%切除标本至少有一侧切缘受累。
- 切除不完全与切除完全妇女相比治疗后任何级别病变残留相对风险 $RR = 5.47$（95% CI：4.37-6.83），高级别病变残留相对风险 $RR = 6.09$（95% CI：3.87-9.60）。
- 切除不完全妇女手术后高级别病变发生率为 18%。
- 切除完全妇女手术后高级别病变发生率为 3%。

子宫颈切除性治疗的注意事项(2)

- 切除组织应尽可能完整，标本应仔细标记。对于锥形切除的子宫颈标本，在手术切缘可用墨水或用挂线标记，对于分块切除的标本应分别装瓶并详尽标记，以便于病理医师识别。
- 病理结果回报后应注意与术前病理是否符合、有无病理升级、切缘状态（未累及、累及或切缘状况不明）及子宫颈管内有无病变。
- 对于术后病理证实为子宫浸润癌者，应转诊妇科肿瘤医师进行进一步管理。

2.1　子宫颈冷刀锥切术(CKC)

子宫颈治疗后可能出现的并发症

- 消融性治疗与切除治疗在治疗后的初期均有可能出现出血、感染等的并发症。
- 对于持续性的子宫颈或阴道出血、感染等并发症需要进一步治疗。
- 对于接受消融性治疗或切除治疗的患者应明确告知如治疗后出现出血多于月经量、腹痛、阴道分泌物异常、发热等症状时应尽早到医院就诊，明确原因。
- 对于出血超过月经量者，应消毒后用无菌窥器暴露子宫颈，清除创面的凝血块，寻找出血部位，如无活动性出血，可采取压迫止血的方法，如有活动性出血，建议使用 5mm 球状电极或粗针状电极电凝止血。
- 对于腹痛、异常阴道分泌物、发热等症状经检查考虑存在急性生殖道感染可能时，应按照急性生殖道感染进行规范的治疗。

子宫颈冷刀锥切术(CKC)——简介

- 治疗 CIN 的经典方法。
- 优点：便于病变的全面病理评价。
- 缺点：
  - 患者需住院治疗；
  - 需要麻醉；
  - 合并症发生率高；
  - 妊娠相关病率较高（早产、低出生体重、剖宫产率等）。

标本切缘病理评价的重要性

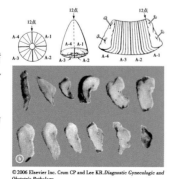

- 可预测术后病变持续存在/复发风险。
- 可指导术后的处理。
- 可指导随访。

© 2006 Elsevier Inc. Crum CP and Lee KR.*Diagnostic Gynecologic and Obstetric Pathology*

子宫颈冷刀锥切术(CKC)示意图

1　鼠齿钳　宫颈
2　切除部分　病灶
3　切除深度
4

摘自：苏应宽.妇产科手术彩色图谱. 济南：山东科学技术出版社,2001.

子宫颈冷刀锥切术（CKC）

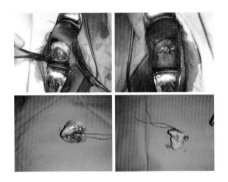

2.2 子宫颈环电切术（LEEP）／子宫颈大环电切术（LLETZ）

CKC——副作用

- 出血；
- 感染；
- 脏器损伤等；
- 发生概率高于子宫颈破坏性治疗或 LEEP／LLETZ。

子宫颈环电切术（LEEP）／子宫颈大环电切术（LLETZ）——原理

采用高频电刀，由电极尖端产生 3.8MHz 的高频电波，在接触身体的瞬间，由组织本身产生阻抗，吸收此电波产生高热，完成各种切割、止血。

CKC——并发症

- 子宫颈硬化、变形；
- 子宫颈管黏膜增生；
- 子宫颈管部分或完全粘连；
- 妊娠相关病率较高（早产、低出生体重、剖宫产率等）；
- 选择前应严格掌握适应证。

子宫颈环电切术 LEEP

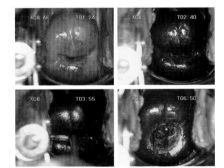

CKC——疗效

文献报道的复发率多数<6%。

子宫颈环电切术（LEEP）／子宫颈大环电切术（LLETZ）—— 优点

- 操作简单；
- 可不需麻醉在门诊完成；
- 术中及术后并发症相对少；
- 花费少性价比高等；
- 可获得不影响病理检查的相对完好的组织标本；
- 具有再诊断功能；
- 目前被广泛用于子宫颈病变的诊断和治疗。

LEEP/LLETZ 术后子宫颈外观

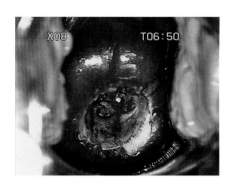

LEEP/LLETZ——并发症

子宫颈管部分粘连   子宫颈管粘连

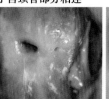 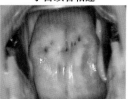

LEEP/LLETZ——手术时机

- 月经干净 3~7 天;
- 除外全身器质性疾病及生殖系统急性炎症。

LEEP/LLETZ——疗效

- 文献报道为 93.3% ~98%。
- 病灶持续存在或复发多在手术后 2 年内。

LEEP/LLETZ——副作用

- 分泌物增多呈水样。
- 出血概率较子宫颈消融性治疗高,但中~重度出血<2%。
- 术后需预防生殖道感染。
- 出现以下症状应及时就诊:
  - ➢ 分泌物多,有恶臭;
  - ➢ 阴道出血量多超过月经量;
  - ➢ 下腹严重疼痛。

治疗后病变持续存在/复发的治疗

LEEP/LLETZ——并发症

- 子宫颈管黏膜增生外翻。
- 子宫颈管部分或完全粘连。
- 对未来妊娠的不利影响
  - ➢ 早产;
  - ➢ 胎膜早破;
  - ➢ 低出生体重等。

治疗后病变持续存在/复发的治疗

随访过程中发现有 CIN 2/CIN 3/CIN 2,3 病变持续存在或复发
- ➢ 重复性切除术;
- ➢ 不能进行重复性切除者可考虑行全子宫切除术。

第六节　生殖道感染诊治指南

采 样

- 阴道分泌物
  - 阴道(侧壁)上 1/3 处上 1/3 棉签或刮板采取分泌物,涂片或送检。
- 子宫颈分泌物
  - 擦去宫口白带,将棉签深入子宫颈管(1~2cm)中,顺时针转动 30 秒,取出作培养或涂片送检。

提 纲

- 生殖道感染的概况
- 如何进行分泌物采样
- 阴道炎症
- 子宫颈炎
- 盆腔炎

阴道清洁度检查

- 在载玻片上加 1 滴或 2 滴生理盐水,将阴道分泌物与生理盐水混合成悬液,加盖玻片后,在显微镜下检查。
  - 将阴道分泌物加生理盐水作涂片,用高倍镜检查,主要依靠上皮细胞、杆菌与球菌的比例、白细胞的数量划分清洁度,见下表。
  - 在低倍镜(×10)下检查,寻找呈典型晃动运动的毛滴虫。
  - 在高倍镜(×40)下检查,观察假丝酵母菌(孢子和假菌丝)和毛滴虫,以及线索细胞。
  - 线索细胞为阴道上皮细胞表面吸附或聚集着许多球杆菌,使细胞呈颗粒状外观,细胞边缘模糊不清呈锯齿状。
  - 注:将标本溶于一滴生理盐水,并加入一滴 10% KOH 溶液,更容易识别假丝酵母菌,因为 KOH 能将其他细胞溶解。

女性生殖道感染的诊治现状

- 我国女性阴道感染的诊治特点
  - 大量患者。
  - 近期复发率很高,如细菌性阴道病复发率高达 50%。
  - 混合性阴道炎难以诊断,复发率甚至更高。
  - 用药不当导致炎症反复发作。
- 规范了诊治方案
  - 使复发率和继发感染率降低。
  - 可减少大量患病人数。
  - 大量降低医疗费用。

阴道清洁度检查

清洁度	杆菌	球菌	上皮细胞	白细胞	临床意义
I	++++	–	++++	0~5/HPF	正常
II	++	–	++	5~15/HPF	大致正常或细菌性阴道病
III	–	++	–	15~30/HPF	提示有炎症
IV	–	++++	–	>30/HPF	多见于严重的阴道炎和(或)宫颈炎、盆腔炎

生殖道感染诊治现状

规范阴道感染的诊治:
  - 大力开展继续教育,推广相关疾病的诊治,规范阴道感染诊治理念。
  - 推广适于我国国情的先进的临床诊断技术,提高我国阴道炎诊断的水平。

本诊治指南参考了 WHO、原卫生部和中华医学会妇产科分会感染协作组编写的技术指南。

阴道微生态简介

由阴道内的微生态菌群、机体的内分泌调节功能和解剖结构共同组成。

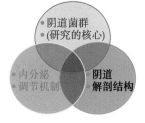

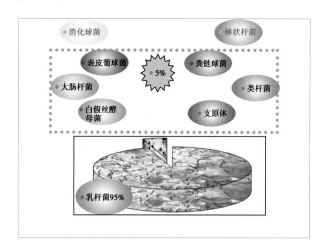

正常阴道微生态特点

- 正常阴道微生态
  - ➤ 阴道菌群的密集度为Ⅱ~Ⅲ级；
  - ➤ 多样性为Ⅱ~Ⅲ级；
  - ➤ 优势菌为革兰氏阳性大杆菌；
  - ➤ 阴道 pH 3.8~4.5；
  - ➤ 乳杆菌功能正常（即 H_2O_2 阴性）、白细胞酯酶等阴性定义。
- 反之，当阴道菌群的密集度、多样性、优势菌、炎性反应、pH 和乳杆菌功能任何一项出现异常，即可诊断为微生态失调状态。

阴道微生态检测

形态学检测　　　　　功能学检测
- 菌群密集度　**+**　• pH
- 菌群多样性　　　　• 酶学检测
- 优势菌
- 真菌　　　• 当功能学检测与形态学
- 滴虫　　　　检测不一致时，以形态学
- 机体炎性反应　检测为准

如何评价一项微生态检测产品

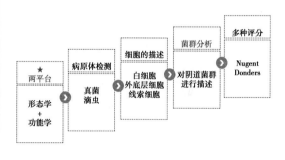

润滑剂的选择

- 生理盐水
  - ➤ 对微生物影响小
- 油
  - ➤ 更易润滑
- 量需要注意
  - ➤ 量多容易影响制片及 pH 的检测

滴虫性阴道炎
（trichomonal vaginitis）

显微镜观察

- 湿片
  - ➤ 400 倍
  - ➤ 观察滴虫、线索细胞、真菌、白细胞等
- 革兰氏染色
  - ➤ 1 000 倍
  - ➤ 主要观察细菌、真菌、滴虫、白细胞
  - ➤ Nugent、AV 评分

滴虫性阴道炎

- 常见的妇科阴道炎之一，由阴道毛滴虫感染引起。
- 寄生在人体的滴虫有三种：口腔毛滴虫、人毛滴虫（寄生在肠道内）和阴道毛滴虫。
- 阴道毛滴虫主要侵犯人体的泌尿生殖系统。

阴道毛滴虫

- 一种寄生虫,呈梨形,长为 $10 \sim 30 \mu m$,肉眼看不见。
- 头部有 4 根与虫体等长的鞭毛,对不同的环境适应力很强。
- 最适宜于毛滴虫生长的 pH 是 $5.5 \sim 6$,如 pH 为 5 以下或 7.5 以上则毛滴虫的生长会受到抑制。

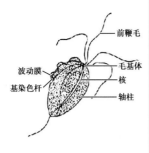

显微镜检(湿片)

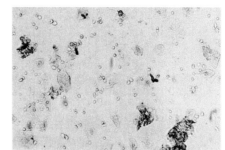

光镜下(10×10)见到大小不等梨形或圆形的鞭毛虫

传染方式

- 传染源:滴虫性阴道炎患者和无症状带虫者或男性感染者。
- 传染途径
  - 直接传播:90%主要通过性交传播。
  - 间接传播:主要通过公共浴池、浴具、公用游泳池、坐式便器、衣物等感染。

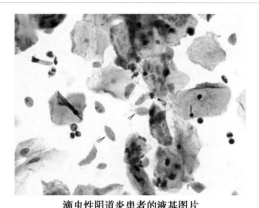

滴虫性阴道炎患者的液基图片

诊断要点

- 典型的症状/体征:外阴瘙痒、稀薄的泡沫状白带等。
- 显微镜检:找到滴虫(悬滴法),阳性率达 $80\% \sim 90\%$。
- 悬滴法阴性的可疑患者可送培养。

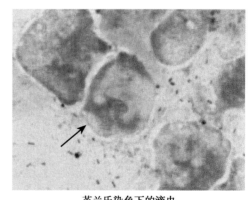

革兰氏染色下的滴虫

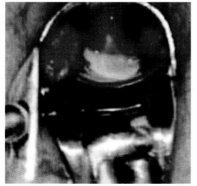

稀薄的泡沫状白带

滴虫阴道炎的治疗

- 硝基咪唑类药物
  不推荐局部用药。
- 推荐方案
  - 甲硝唑,2g,单次口服
    或替硝唑,2g,单次口服。
  - 替代方案:甲硝唑,400mg,口服,2 次/d,共 7 天。

治疗中的注意事项

- 对于不能耐受口服药物或不适宜全身用药者,可选择阴道局部用药,但疗效低于口服用药。
- 服用甲硝唑 24 小时内或在服用替硝唑 72 小时内应禁酒。
- 应治疗性伴,并告知治愈前应避免无保护性交。
- 治疗后无临床症状者不需随访。

发病率

- 75% 女性一生之中至少患一次 VVC。
- 2004 年夏日研究,妇科门诊就诊人群,3590 人,3.5%~26.6%,术前 8.1%。
- 2005 年北京地区,健康人群,900 人,5.1%。

特殊处理

- 妊娠期:治疗方案:可选择甲硝唑,400mg,口服,2 次/d,共 7 天。
- 哺乳期:
  - ➢ 方案同正常人。
  - ➢ 服用甲硝唑者,服药后 12~24 小时内避免哺乳;服用替硝唑者,服药 3 天内避免哺乳。

VVC——好发因素

- 孕妇。
- 应用雌激素者。
- 糖尿病患者。
- 大量长期使用抗生素。
- 长期应用免疫抑制剂或糖皮质激素。

外阴阴道假丝酵母病
(vulva vaginal candidiasis,VVC)

VVC——诊断要点

- 典型的症状/体征:外阴瘙痒、豆渣样白带等。
- 显微镜检:菌丝/孢子。
  盐水、10%氢氧化钾(KOH)、革兰氏染色。

外阴阴道假丝酵母病

- 假丝酵母菌——条件致病菌。
- 多由白假丝酵母引起的。
- 阴道:假丝酵母菌寄生而无症状。
  10%的非妊娠妇女;
  30%的妊娠妇女。

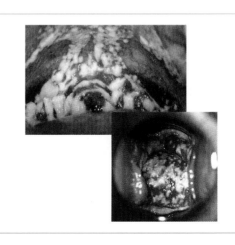

VVC——显微镜检

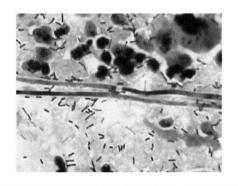

单纯性和复杂性 VVC 的特征

单纯性	复杂性
轻~中度	中~重度
+	or
不常见/散发	复发(≥4/年)
+	or
假菌丝	只有芽生孢子
+	or
正常宿主	不利因素:
	妊娠(?)
	控制不好的 DM
	免疫受损

真菌培养

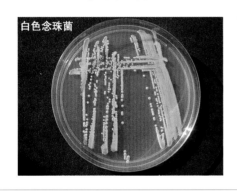

白色念珠菌

单纯性 VVC——治疗原则

- 去除诱因。
- 应用抗真菌药物。
- 一般无需对性伴同时治疗。
  - 除非性伴患有真菌性龟头炎。

VVC——分类

- 单纯性 VVC。
- 复杂性 VVC。
  重度 VVC;
  复发性 VVC;
  妊娠期 VVC;
  异常宿主;
  非白色假丝酵母菌 VVC。

单纯性 VVC 的治疗

给予短疗程的抗真菌药物:
- 咪康唑栓 1.2g,单次阴道用。
- 咪康唑栓 400mg,每晚 1 次阴道用,共 3 天。
- 克霉唑栓 500mg,单次阴道用药或 100mg,每天 1 次,共 7 天。
- 制霉菌素泡腾片 10 万 U,每晚 1 次阴道用,共 14 天。
- 氟康唑 150mg,单剂口服。

重度 VVC——症状体征评分

	0分	1分	2分	3分
瘙痒	无	偶有发作	症状明显	持续发作,坐立不安
疼痛	无	轻	中	重
充血、水肿	无	轻	中	重
抓痕、皲裂、糜烂	无			有
分泌物	无	较正常稍多	量多,无溢出	量多,有溢出

单纯性 VVC 的治疗

- 规范化应用抗真菌药物
  很多抗真菌药物都属于非处方药物,在药店都能买到,但是患者的自我诊断并不一定正确,所以我们推荐到医院检查后用药,这样可以仔细分类,确定用药的种类和恰当的疗程。
- 规范化随访
  - 停药的 7~14 天评价短期疗效;
  - 停药的 30~60 天评价远期疗效。

重度 VVC 治疗

- 症状体征评分≥7 分。
- 症状严重者短疗程治疗效果往往欠佳。
- 可局部应用低浓度糖皮质激素软膏或唑类霜剂缓解症状。

复发性 VVC

- 病原多数为白色念珠菌。
- 10%~20%为非白色念珠菌,包括光滑念珠菌、克柔念珠菌等。
- 真菌培养和药敏。

重度 VVC 治疗

- 口服用药
  - ➤ 氟康唑 150mg,单剂口服,第 1、4 天各一次
- 阴道用药延长疗程
  - ➤ 延长至 7~14 天
- 伊曲康唑 5~7 天的疗程

复发性 VVC 治疗原则

- 强化治疗和巩固治疗。
- 根据分泌物培养和药物敏感试验选择药物。
- 在强化治疗达到真菌学治愈后,给予巩固治疗 6 个月。

复发性 VVC

定义:妇女患 VVC 后,经过治疗,临床症状和体征消失,真菌学检查阴性后,又出现症状,且真菌学检查阳性,1 年内发作 4 次或以上者。

复发性 VVC 强化治疗

- 口服用药
  - ➤ 氟康唑 150mg,3 天后重复 1 次。
- 阴道用药
  - ➤ 咪康唑栓 400mg,每晚 1 次,共 6 天。
  - ➤ 咪康唑栓 200mg,每晚 1 次,共 7~14 天。
  - ➤ 克霉唑栓 500mg,3 天后重复,共 2 次。
  - ➤ 克霉唑栓 100mg,每晚 1 次,共 7~14 天。

复发性 VVC

- 在生育年龄的美国健康妇女中,VVC 的发生率约为 75%,5%的妇女则患有复发性 VVC。
- 复发性 VVC 虽远较 VVC 少见,但因其反复发作,久治不愈,对妇女身心健康有很大的影响,且该病病因复杂,现已成为临床医学的难点和研究热点。

复发性 VVC 巩固治疗

- 目前国内、外没有成熟的方案。
- 30%~50%的患者有可能巩固治疗无效。
- 真菌培养及药敏有助于选择药物。
- 建议对每月规律性发作一次者,可在每次发作前预防用药一次,连续 6 个月。
- 对无规律发作者,可采用每周用药一次,预防发作,连续 6 个月。

妊娠期 VVC

- 孕妇 VVC 的发生率是非孕妇的 2 倍。
- 带菌孕妇 60%~90% 发生有症状 VVC。
- 孕妇 VVC 比非孕妇难治。
- 用药要求对母婴无伤害。

VVC 再发

- 曾经有过 VVC,再次确诊发作,由于 1 年内发作次数达不到 4 次,不能诊断为复发性 VVC,称为 VVC 再发。
- 对于这类 VVC,尚无明确分类,建议仍按照症状体征评分,分为单纯性 VVC 或重度 VVC。
- 治疗上,建议根据此次发作严重程度,按照单纯性 VVC 或重度 VVC 治疗。
- 可以适当在月经后巩固 1~2 疗程。
- 要重视对这类患者的好发因素的寻找及去除。

妊娠期 VVC

- 早孕期权衡利弊慎用药物。
- 以阴道用药为宜,而不选用口服抗真菌药。
- 可选择对胎儿无害的唑类药物。
  - ➢ 克霉唑
  - ➢ 制霉菌素
  - ➢ 咪康唑

混合感染

- VVC 易合并其他病原体感染。
- 常见的混合感染有 VVC 合并滴虫阴道炎、细菌性阴道病等。
- 应选择针对各种病原体感染治疗。

异常宿主

- 糖尿病患者或长期应用糖皮质激素患者。
- 此类患者对常规的短疗程疗效反应不好。
- 需延长疗程治疗。
- 目前没有成熟的方案。

细菌性阴道病
（bacteria vaginosis,BV）

非白色假丝酵母菌 VVC

- 选用非氟康唑类药物。
- 疗程需延长至 7~14 天。
- 真菌培养和药敏试验有助于选择药物。

细菌性阴道病

- 是以阴道乳杆菌减少或消失,相关微生物增多为特征的临床综合征。
- 有 10%~40% 的患者无任何症状。有症状者多诉白带增多,有味,可伴有轻度的外阴瘙痒或烧灼感。

BV——体征

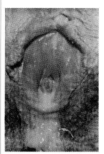

细菌性阴道病

- 均匀一致的量较多的稀薄白带。
- 阴道黏膜无红肿或充血等炎症表现。
- 无滴虫、假丝酵母菌或淋菌感染。
- 清洁度多为Ⅰ度。

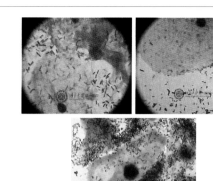

BV——诊断标准

以下 4 项中符合 3 项者即可诊断 BV,其中线索细胞阳性必备。

- 阴道分泌物为均匀一致的稀薄白带;
- 阴道 pH>4.5;
- 氨试验阳性;
- 线索细胞阳性(>20%)。

BV 的治疗

- 指征
  - 有症状患者;
  - 妇科手术前;
  - 无症状孕妇。

BV 诊断

- pH 测定
  - 使用 pH 范围在 3.8~5.4 的精密 pH 试纸。用拭子取出阴道分泌物后,直接与 pH 试纸接触读 pH。也可在窥器从阴道取出后,将 pH 试纸直接接触其下叶凹窝处分泌物读 pH。
- 胺试验
  - 取少量阴道分泌物置于载玻片上,加一滴 10% KOH,闻到氨味或鱼腥样气味即为胺试验阳性。

BV 的治疗

- 具体方案
  - 首选方案:甲硝唑 400mg,口服,每天 2 次,共 7 天;或甲硝唑阴道片(栓)200mg,每天 1 次,共 5~7 天。或 2% 克林霉素膏(5g),阴道上药,每晚 1 次,共 7 天。
  - 替换方案:克林霉素 300mg,口服,每天 2 次,共 7 天。
- 无须常规治疗性伴。
- 治疗后若症状消失,无需随访。

Nugent 评分

评分标准:

	乳酸杆菌	阴道加特纳菌和普雷沃菌	动弯杆菌
0	4+	0	0
1	3+	1+	1+或2+
2	2+	2+	3+或4+
3	1+	3+	
4	0	4+	

0:未见细菌;1+:一个细菌;2+:2~4 个细菌;3+:5~30 个细菌;4+:30 个以上细菌

诊断标准为:

≥7 分为 BV;4~6 分为临界范围;0~3 分为正常。

子宫颈炎
(cervisitis)

前 言

- 子宫颈炎属女性下生殖道感染。
- 因子宫颈的特殊解剖位置,若子宫颈炎诊治不及时或不正确,感染可上行至子宫、输卵管等器官,造成盆腔感染等不良后果。
- 更会在妊娠、HIV 感染等方面有诸多影响。

子宫颈炎症的初步诊断

白细胞检测:可检测子宫颈管分泌物或阴道分泌物中的白细胞,后者需排除引起白细胞增高的阴道炎症。

- ➤ 子宫颈管脓性分泌物涂片做革兰氏染色,中性粒细胞>30/高倍视野或
- ➤ 阴道分泌物湿片检查白细胞>10/高倍视野。

致病微生物

- 性传播疾病病原体
  - ➤ 淋病奈瑟菌;
  - ➤ 沙眼衣原体;
  - ➤ 单纯疱疹病毒;
  - ➤ 支原体。
- 需氧菌及厌氧菌。
- 一些子宫颈炎的致病微生物不清楚。

子宫颈炎症的初步诊断

诊断子宫颈炎后,应做病原学检测:
- ➤ 淋病奈瑟菌
- ➤ 沙眼衣原体
- ➤ 细菌性阴道病
- ➤ 滴虫
- ➤ 细菌
- ➤ 有条件可查
  - ✔ 病毒
  - ✔ 支原体

临床表现

- 大部分患者无症状。有症状者主要表现为阴道分泌物增多,呈黏液脓性,可出现经间期出血、性交后出血等症状。
- 妇科检查见宫颈充血、水肿、黏膜外翻,有黏液脓性分泌物附着甚至从宫颈管流出,接触性出血。

致病原检测

- 子宫颈管分泌物的细菌培养,包括需氧菌及厌氧菌。
- 淋菌
  - ➤ 分泌物涂片革兰氏染色,查找中性粒细胞内有无革兰氏阴性双球菌,女性推荐同时作淋病奈瑟菌的培养。
  - ➤ 淋病奈瑟菌培养,为诊断淋病的金标准方法。
  - ➤ 核酸检测,包括核酸杂交及核酸扩增,尤其核酸扩增方法诊断淋病奈瑟菌感染的敏感性及特异性高。

子宫颈炎症的初步诊断

两个特征性体征,具备一个或两个同时具备:
- ➤ 于子宫颈管或子宫颈管棉拭子标本上,肉眼见到脓性或黏液脓性分泌物。
- ➤ 用棉拭子擦拭子宫颈管时,容易诱发子宫颈管内出血。

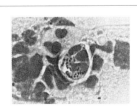

子宫颈管分泌物涂片检查:
　　窥器暴露子宫颈,用棉球擦去表面的分泌物,取长杆棉拭子插入子宫颈管 1cm,停留约 30 秒,旋转一周,取出棉拭子涂片革兰氏染色镜检,见到白细胞内有肾形、革兰氏阴性双球菌,若见多数(6 对以上)白细胞内革兰氏阴性双球菌时可诊断。

致病原检测

沙眼衣原体

➢ 衣原体培养,因其方法复杂,临床少用。

➢ 酶联免疫吸附试验检测沙眼衣原体抗原,为临床常用的方法,但由于各试剂盒敏感性、特异性的不同,而使得检测阳性率变化较大。

➢ 核酸检测,包括核酸杂交及核酸扩增,尤以后者为检测衣原体感染敏感、特异的方法。但应做好质量控制,避免污染。

➢ 采用非培养方法应在治疗后至少3周进行复查。

支原体专家共识

我国 UU 检测手段还不发达,如何评估 UU 感染?

➢ 应该基于患者感染的风险进行综合评估。

➢ 是否治疗应该考虑患者可能存在的损害

✓ 患者有明确的感染征象,具备临床症状、体征,按照临床标准可以诊断为感染性疾病。

✓ 患者的 UU 实验室的检查结果阳性,且未发现其他病原体感染。

✓ 同时具备上述两条时再考虑患者是支原体性感染。

致病原检测

单纯疱疹病毒

➢ 培养法,复杂,临床少用。

➢ 核酸检测:适用于生殖道存在原发病损者。

➢ 血清学抗体

✓ HSV1 IgG

✓ HSV2 IgG

解脲脲原体(UU)

● 如果男女双方均无泌尿生殖道感染的相关症状,仅 UU 阳性,考虑为携带者,不必治疗。

● 男性为 UU 性尿道炎,建议同时治疗性伴,治疗期间注意避免无保护性交。

● 男性精液质量异常且有生育需求时,男女双方建议同时治疗一疗程。

致病原的检测——支原体

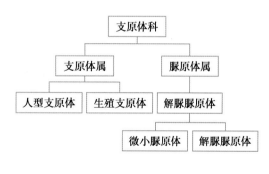

人型支原体(Mh)

● 阴道拭子检出人型支原体时注意患者有无细菌性阴道病。

● 如果出现腹痛、发热等盆腔炎的症状,合并宫颈人型支原体阳性,注意在治疗盆腔炎的方案中覆盖支原体。

支原体检查中的难点

● 种类多
  ➢ Uu/Mh/Mg
● 意义各不相同
  ➢ 泌尿道感染:Uu/Mh/Mg
  ➢ 宫颈炎:Mg
  ➢ 盆腔炎:Mg
  ➢ 女性不孕:Mg
  ➢ 男性不孕:Uu

● 检测有一定难度
● 培养
  ➢ UU/Mh
  ➢ UU 不能分型
● 核酸
  ➢ UU,可分型
  ➢ Mh
  ➢ Mg

子宫颈炎的治疗策略

主要为抗生素药物治疗:

➢ 对于获得病原体者,针对病原体选择抗生素。

➢ 经验性治疗应包括针对各种可能的病原微生物的治疗:

✓ 优先针对淋菌和衣原体。

✓ 尽可能覆盖需氧菌、厌氧菌、衣原体、支原体等。

➢ 妊娠期用药建议使用头孢菌素及阿奇霉素治疗。

宫颈炎的治疗策略

➢ 有性传播疾病高危因素的患者,尤其是年龄<25 岁、有新性伴或多性伴、未使用保险套的妇女,应使用针对沙眼衣原体的抗生素。

➢ 对低龄和易患淋病者,使用针对淋菌的抗生素。

随 访

对于持续性宫颈炎症

➢ 需了解有无再次感染性传播疾病。

➢ 性伙伴是否已进行治疗。

➢ 阴道菌群失调是否持续存在。

子宫颈炎的治疗

单纯淋病奈瑟菌性宫颈炎

➢ 主张大剂量、单次给药。

➢ 常用药物为第三代头孢菌素。
  ✓ 头孢曲松钠 250mg,单次肌注。
  ✓ 头孢克肟 400mg,单次口服。

➢ 大观霉素 4g,单次肌内注射。

对慢性子宫颈炎的新观念

- 宫颈糜烂
- 宫颈肥大
- 宫颈腺囊肿
- 宫颈息肉
- 宫颈管黏膜炎
- 宫颈柱状上皮外移(生理性)
- 增生性疾病
- 炎症

子宫颈炎的治疗

沙眼衣原体性宫颈炎

➢ 四环素类
  ✓ 多西环素 100mg,每天 2 次,连服 7 天。

➢ 红霉素类
  ✓ 阿奇霉素 1g 单次顿服。
  ✓ 红霉素 500mg,每天 4 次,连服 7 天。

➢ 喹诺酮类
  ✓ 氧氟沙星 300mg,每天 2 次,连服 7 天。
  ✓ 左氧氟沙星 500mg,每天 1 次,连服 7 天。
  ✓ 莫西沙星 400mg,每天 1 次,连服 7 天。

子宫颈柱状上皮外移

"子宫颈糜烂"→"子宫颈柱状上皮外移":

➢ columnar ectopy

➢ 不是病理改变,应该属于宫颈生理变化。

➢ 阴道镜下所谓的"糜烂面",实为被完整的宫颈管单层柱状上皮覆盖,柱状上皮菲薄,其下间质呈红色,肉眼看似糜烂,并非上皮脱落、溃疡的真性糜烂。

➢ 是鳞柱交接外移形成的宽大转化区及内侧的柱状上皮。

注意事项

- 淋病奈瑟菌感染常伴有衣原体感染
  ➢ 若为淋菌性宫颈炎,治疗时除选用抗淋病奈瑟菌药物外,同时应用抗衣原体感染药物。

- 合并细菌性阴道病者
  ➢ 同时治疗细菌性阴道病,否则将导致子宫颈炎持续存在。

子宫颈柱状上皮外移

- 注意患者是否合并感染、有无症状、有无 CIN(宫颈上皮内瘤变)。

- 无症状、未合并感染者
  ➢ 不需治疗;
  ➢ 定期宫颈细胞学检查。

- 有症状、合并感染
  ➢ 细胞学检查;
  ➢ 宫颈炎相关病原检测;
  ➢ 根据结果,给予药物治疗或物理治疗。

盆腔炎
（pelvic inflammation disease，PID）

PID 的诊断

- 大多数 PID 患者都有宫颈黏液脓性分泌物或阴道分泌物镜检有白细胞增多。
- 如果宫颈分泌物外观正常并且阴道分泌物镜检无白细胞，则 PID 诊断成立的可能性不大，需要考虑其他可能引起下腹痛的病因。
- 如有条件应积极寻找致病微生物。

中国盆腔炎性疾病诊治规范

最低诊断标准
  ➤ 子宫颈举痛或
  ➤ 子宫压痛或
  ➤ 附件压痛

PID 的诊断

特异标准（specific criteria）
- 子宫内膜活检证实子宫内膜炎。
- 阴道超声或磁共振检查显示输卵管增粗，输卵管积液，伴或不伴有盆腔积液、输卵管卵巢肿块。
- 腹腔镜检查发现 PID 征象。

PID 的诊断

- 若符合三项最低诊断标准中的一项，并且有下生殖道感染的征象，则诊断的特异性明显增加。
- 根据患者的性传播疾病危险因素决定治疗方案。
- 如果仅仅根据最低诊断标准进行盆腔炎的诊断，患者应该属于性活跃的年轻人群。

PID 的高危因素

- 性活动和性伴的数量
  ➤ 多性伴妇女患病率是没有这种关系者的 5 倍。
- 年龄
  ➤ 年轻者发病率高——性活动旺盛/性伴不稳定。
- 宫内节育器（IUD）
  ➤ 使用 IUD 者比不使用者患病危险高 2~4 倍；
  ➤ 由 IUD 引起的感染常常是非淋病球菌病原体；
  ➤ 含有孕酮的 IUD 较铜质的或者惰性的 IUD 更能降低 PID 的风险。
- 阴道冲洗
- 既往盆腔炎
- 性伴未治疗

PID 的诊断

附加标准（additional criteria）
- 体温超过 38.3℃（口表）。
- 子宫颈或阴道异常黏液脓性分泌物。
- 阴道分泌物生理盐水涂片见到白细胞。
- 红细胞沉降率升高。
- C 反应蛋白升高。
- 实验室证实的宫颈淋病奈瑟菌或衣原体阳性。

PID 的并发症

- 复发性盆腔炎
  有 25% 的急性盆腔炎可于以后重复发作，年轻患者的重复感染是一般年龄组的 2 倍。由于输卵管在上次感染时的损害，对细菌的侵犯敏感性增加。
- 不孕
  急性盆腔炎是造成输卵管梗阻及不孕的重要原因，占不孕的 30%~40%。增加不孕的机会与 PID 发作的次数和严重性有关。

PID 的并发症

- 宫外孕
  由于炎症的损害,输卵管摄取受精卵及转送受精卵的功能受到影响。因而,PID 后宫外孕的发生明显上升,可达 50%,比未发生过 PID 者高 7~10 倍。
- 腹痛
  急性盆腔炎后遗留慢性腹痛(超过 6 个月),可达 18%。相比较,没有 PID 历史的,罹患慢性腹痛者只有 5%。疼痛常常是周期性的,主要和输卵管、卵巢及其周围组织粘连有关。

PID 的并发症

骶髂关节炎:
急性 PID 后可有 68% 发生骶髂关节炎,而对照组只有 3%。虽然以骶髂关节炎形式出现的脊椎的慢性关节炎在女性比在男性少,但有 PID 历史的,却是一个重要的易患因素。

PID 的并发症

输卵管-卵巢脓肿(tubo-ovarian abscess,TOA):
TOA 是急性 PID 很普通的却是有替在危及生命的严重并发症。它引起患者的死亡是由于脓肿破裂造成弥漫性腹膜炎,或败血症。通过急性 PID 的历史,后形成盆腔包块,可行 B 型超声及后穹窿穿刺检查,诊断并不困难。

PID-主要致病原

- 几乎所有致病原是通过阴道而感染宫颈并上行。
- 三组致病原:
  - ➤ 性传播疾病病原体:淋菌、衣原体、支原体等。
  - ➤ 需氧菌:大肠埃希菌、葡萄球菌。
  - ➤ 厌氧菌。
- 50% 以上 PID 为混合感染。

PID 的并发症

肝周围炎(Fitz-Hugh-Curtis 综合征):
肝周围炎原报告为淋病奈瑟菌感染所致,但近来报告沙眼衣原体亦可形成。病原体从输卵管扩散,沿结肠侧沟上升,达到膈下,腹膜炎和肝包膜炎因之发生,但肝表面不一定能发现淋病奈瑟菌或沙眼衣原体。

美国 PID 病原体

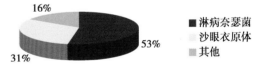

淋病奈瑟菌和沙眼衣原体分别占 PID 病原体的 53% 和 31%。

PID 的并发症

症状:
上腹部疼痛、右季肋部触痛,Murphg 征阳性,疼痛常向肩部、臂内侧放射,故可误诊为胆囊炎。腹腔镜可发现在肝表面和周围组织之间有典型的"提琴弦"(violin string)样粘连,处理同急性盆腔炎。

PID 的治疗

- 主要为抗生素药物治疗,必要时行手术治疗。
- 绝大多数盆腔炎经恰当的抗生素治疗能彻底治愈。

经验用药

- 根据药敏试验选用抗生素较为合理。
- 但通常需在获得实验室结果前即给予抗生素治疗。
- 初始治疗往往根据经验选择抗生素。

选择抗生素时（注意）

- 了解患者一般情况，包括过去用药情况、药物过敏史、肝肾功能状况。
- 根据病史、临床特点推测可能的病原体。
- 掌握抗生素的抗菌谱及副作用。
- 注意盆腔炎混合感染的特点，经验性治疗方案应覆盖需氧菌、厌氧菌及非典型病原体。

静脉给药 A 方案

第二代头孢菌素或相当于第二代头孢菌素及
第三代头孢菌素或相当于第三代头孢菌素

　　如：头孢替坦 2g，静滴，1 次/12h

　　或头孢西丁 2g，静滴，1 次/6h，或头孢曲松 1g，每日 1 次

加用

覆盖厌氧菌：加用硝基咪唑类药物

覆盖非典型病原体：多西环素 100mg，口服，1 次/12h×14 天或
米诺环素 100mg，口服，1 次/12h ×14 天；或

阿奇霉素 0.5g，静滴或口服，1 次/d，1 ~ 2 天后改为口服
　0.25g，5~7 天

静脉给药 B 方案

- 氧氟沙星 0.4g，静滴，1 次/12h，或左氧氟沙星 0.5g，静滴，1 次/d。
- 为覆盖厌氧菌感染，加用硝基咪唑类药物，如甲硝唑 0.5g，静脉，1 次/12h。

静脉给药 C 方案

- 氨苄西林/舒巴坦 3g，静滴，1 次/6h；或阿莫西林/克拉维酸 1.2g，静滴，1 次/6~8h。
- 为覆盖厌氧菌，加用硝基咪唑类药物，如甲硝唑 0.5g，静脉，1 次/12h。
- 为覆盖非典型病原微生物，可加用多西环素 0.1g，口服，1 次/12h，14 天；或米诺环素 0.1g，口服，1 次/12h，14 天；或阿奇霉素 0.5g，静滴或口服，1 次/d，1~2 天后改为口服 0.25g，1 次/d，5~7 天。

静脉给药 D 方案

- 克林霉素 0.9g，静滴，1 次/8h。
- 加用：庆大霉素，首次负荷剂量（2mg/kg），静滴或肌注，维持剂量（1.5mg/kg），1 次/8h；也可采用每天一次给药。

非静脉药物治疗

症状轻，能耐受口服抗生素，并有随访条件，可在门诊给予非静脉抗生素治疗。

非静脉药物治疗 A 方案

- 头孢曲松，250mg，肌注，单次给药；或头孢西丁，2g，肌注，单次给药。后改为其他二代或三代头孢类药物，例如头孢唑肟、头孢噻肟等，口服给药，共 14 天。
- 如所选药物不覆盖厌氧菌，需加用硝基咪唑类药物
  - ➤ 如甲硝唑 0.4g，口服，1 次/12h。
- 为治疗非典型病原微生物
  - ➤ 可加用多西环素 0.1g，口服，1 次/12h。
  - ➤ 米诺环素 0.1g，口服，1 次/12h。
  - ➤ 阿奇霉素 0.5g，口服，1 次/d，1 ~ 2 天后改为 0.25g，1 次/d，5~7 天。

非静脉药物治疗 B 方案

- 氧氟沙星 0.4g，口服，2 次/d，或：左氧氟沙星 0.5g，口服，1 次/d。
- 为覆盖厌氧菌加用甲硝唑 0.4g，口服，2 次/d，共 14 天。

中医中药及物理治疗

- 中医中药和物理治疗在 PID 的治疗中具有一定作用。
- 中华医学会妇产科学分会感染协作组多中心临床实验显示，在抗菌药物治疗的基础上，辅以康妇消炎栓、桂枝茯苓胶囊、红花如意丸，可以减少慢性盆腔痛后遗症发生。

注意事项

- 静脉治疗者应在临床症状改善后继续静脉给药至少 24 小时，然后转为口服药物治疗，共持续 14 天。
- 如确诊为淋病奈瑟菌感染，首选静脉或口服 A 方案，对于选择非三代头孢菌素类药物者应加用针对淋病奈瑟菌的药物。
- 选择静脉 D 方案者应密切注意药物的耳、肾毒副作用，此外，有报告克林霉素和庆大霉素联用偶出现严重神经系统不良事件。
- 药物治疗持续 72 小时无明显改善者应重新确认诊断并调整治疗方案。

妊娠期 PID

- 由于妊娠期 PID 会增加孕产妇死亡、死胎、早产的风险，可疑 PID 的妊娠妇女都建议住院接受静脉抗菌药物治疗。
- 妊娠期和哺乳期妇女禁用四环素类及喹诺酮类药物。

手术治疗指征

- 药物治疗无效
  - ▷ 输卵管卵巢脓肿或盆腔脓肿经药物治疗 48~72 小时，体温持续不降、感染中毒症状未改善或包块增大者，应及时手术。
- 肿块持续存在
  - ▷ 经药物治疗 2 周以上，肿块持续存在或增大，应手术治疗。
- 脓肿破裂
  - ▷ 腹痛突然加剧，寒战、高热、恶心、呕吐、腹胀，检查腹部拒按或有感染中毒性休克表现，应怀疑脓肿破裂。若脓肿破裂未及时诊治，死亡率高。因此，一旦怀疑脓肿破裂，需立即在抗菌药物治疗的同时行手术探查。

性伴侣治疗

- PID 患者出现症状前 60 天内接触过的性伴很可能感染淋病及沙眼衣原体，应进行检查及相应治疗。如 PID 患者检测出 STI 相关微生物，性伴需要同时接受治疗。
- 在女性 PID 患者治疗期间须避免无保护性交。

手术注意事项

- 手术可根据情况选择经腹手术或腹腔镜手术。
- 手术范围应根据病变范围、患者年龄、一般状态等全面考虑。
- 原则以切除病灶为主：
  - ▷ 年轻妇女应尽量保留卵巢功能。
  - ▷ 年龄大、双侧附件受累或附件脓肿屡次发作者，行全子宫及双附件切除术。
  - ▷ 对极度衰弱危重患者须按具体情况决定手术范围。
  - ▷ 若盆腔脓肿位置低、突向阴道后穹窿时，可经阴道切开引流。

PID 治疗的随访

- 对于药物治疗的患者，应在 72 小时内随诊，明确有无临床情况的改善，如退热、腹部压痛或反跳痛减轻、子宫及附件压痛减轻、宫颈举痛减轻等。如果未见好转则建议进一步检查并调整治疗方案。
- 对于沙眼衣原体和淋病奈瑟菌感染的 PID 患者，还应在治疗结束后 4~6 周重新检查上述病原体。

第四章　子宫颈浸润癌的诊断与处理

第一节　子宫颈浸润癌的诊断

一、子宫颈浸润癌的临床诊断

1. 病史
- 初次性生活的年龄,性伴数。
- 子宫颈癌筛查史。
- 既往子宫颈上皮内病变史,治疗随访过程。
- 有无吸烟史。

2. 临床表现
- 无论是子宫颈上皮内病变还是早期子宫颈浸润癌患者,一般无明显症状。
- 阴道出血
  - 常为接触性出血,多见于性交后出血。
  - 早期出血量一般较少。
  - 后期为不规则阴道出血甚至大量出血。
  - 部分患者也可表现为经期延长、周期缩短、经量增多等。
  - 绝经后妇女表现为绝经后出血等。
  - 一般外生型癌出血平量多,内生型癌出血较晚。
- 阴道排液
  - 呈白色或血性。
  - 稀薄似水样、米汤水样。
  - 有腥臭味。
  - 继发感染者,呈脓性伴恶臭。
- 晚期症状
  - 根据病灶范围、累及的脏器不同而出现一系列症状,如腰骶疼痛、尿频、尿急、血尿、肛门坠胀、大便秘结、里急后重、便血、下肢水肿和疼痛等。
  - 严重者导致输尿管梗阻、肾盂积水,最后导致尿毒症等。
- 恶病质:疾病后期患者出现消瘦、贫血、发热和全身各脏器衰竭的表现等。

3. 子宫颈浸润癌的妇科检查
- 子宫颈:组织病理学显示早期浸润癌肉眼无明显病灶,子宫颈光滑或成糜烂样,随着肿瘤增大可见癌灶呈菜花状,组织质脆,触之易出血,肿瘤坏死后成溃疡或空洞形成,子宫颈腺癌时子宫颈长大但外观光滑呈桶状,质地坚硬。
- 子宫体:一般大小正常。
- 子宫旁组织:癌组织沿子宫颈旁组织浸润至主韧带、子宫骶骨韧带,随着病变的进展可使其增厚、挛缩,呈结节状、质硬、不规则,形成团块状伸向盆壁或到达盆壁并固定。
- 阴道和穹窿部:肉眼可见所侵犯部阴道穹窿变浅或消失,触之癌灶组织增厚、质脆硬,缺乏弹性,易接触性出血等。

子宫颈浸润癌

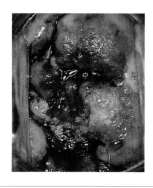

组织病理学早期子宫颈浸润癌的诊断

- 需依据诊断性子宫颈锥切术的病理诊断
- 诊断性锥切术的指征
  - 存在细胞学（HSIL、AGC-倾向瘤变、AIS 或癌）、阴道镜与组织病理学诊断的不一致者。
  - 子宫颈管取材阳性。
  - HSIL 的任何部位位于颈管内，需进一步进行组织学评价。
  - 细胞学或阴道镜提示可疑浸润癌，但阴道镜下活检组织病理学未证实。
  - 细胞学或阴道镜活检组织病理学提示 AIS。
  - 阴道镜活检组织病理学可疑浸润癌。
  - 阴道镜检查不充分，特别是细胞学为 HSIL 或子宫颈活检为 HSIL。

2. 子宫颈腺癌

- 巨检：大体形态与子宫颈鳞癌相同。
- 显微镜检：包括黏液腺癌和子宫颈恶性腺癌（微偏腺癌）。

4. 子宫颈浸润癌的辅助检查

- 全血细胞计数。
- 肝、肾功能检查。
- 鳞状细胞癌相关抗原检测，胸部 X 线检查。
- 必要时须进行静脉肾盂造影、膀胱镜及直肠镜检查。
- 视情况进行 MRI、CT、PET-CT 等检查。

3. 其他组织学类型的子宫颈浸润癌

- 子宫颈腺鳞癌：癌组织中含有腺癌及鳞癌两种成分。
- 其他病理类型：
  - 如神经内分泌癌。
  - 未分化癌等。

二、子宫颈浸润癌的组织病理学诊断

第二节　子宫颈浸润癌的临床分期

1. 子宫颈鳞状细胞癌

- 巨检：镜下早期浸润癌及早期子宫颈浸润癌肉眼观察常类似子宫颈糜烂，无明显异常。随病情发展，可有四种类型，包括外生型、内生型、溃疡型和颈管型。
- 显微镜检：镜下早期浸润癌和浸润癌，根据癌细胞分化程度可分为高分化鳞癌（Ⅰ级）、中分化鳞癌（Ⅱ级）、低分化鳞癌（Ⅲ级）。

- 子宫颈浸润癌的临床分期标准参考国际妇产科联盟（FIGO）2018 年的分期。
- 目前应用的临床分期，经过三合诊的妇科检查，以肿瘤的大小和在盆腔及远隔器官的播散范围为基础，同时参考影像学（CT、MRI、CT-PET）和病理学证据进行分期修正，对于微小浸润的子宫颈浸润癌主要根据病灶起源上皮的浸润深度作为标准进行分期。
- 脉管内癌栓不影响分期，但盆腔或腹主动脉旁淋巴结转移则确定为ⅢC 期。

子宫颈癌的 FIGO 分期——2018 年修订（1）

Ⅰ期：癌灶局限于宫颈。
　Ⅰ A：早期浸润癌
　　Ⅰ A1：浸润深度距基底膜向下 <3mm；
　　Ⅰ A2：浸润深度 ≥3mm，但 <5mm。
　Ⅰ B：浸润深度最深处 ≥5mm（超过 Ⅰ A 期），但病变局限于宫颈。
　　Ⅰ B1：癌灶直径 <2cm；
　　Ⅰ B2：癌灶直径 ≥2cm，但 <4cm；
　　Ⅰ B3：癌灶直径 ≥4cm。
Ⅱ期：癌灶超出宫颈，但阴道浸润未达下 1/3，宫旁浸润未达盆壁。
　Ⅱ A：阴道浸润但未达下 1/3。
　　Ⅱ A1：癌灶直径 <4cm；
　　Ⅱ A2：癌灶直径 ≥4cm。
　Ⅱ B：宫旁浸润但未达盆壁。

一、子宫颈浸润癌手术治疗

子宫颈癌的 FIGO 分期——2018 年修订（2）

Ⅲ期：宫旁浸润达盆壁或阴道浸润达下 1/3 或达盆壁，或一侧输尿管梗阻或无功能肾，或转移至盆腔或腹主动脉旁淋巴结。
　Ⅲ A：阴道浸润达下 1/3；
　Ⅲ B：宫旁浸润达盆壁；
　Ⅲ C：转移至盆腔或腹主动脉旁淋巴结。
　　Ⅲ C1：仅盆腔淋巴结转移；
　　Ⅲ C2：腹主动脉旁淋巴结转移。
Ⅳ期：盆腔器官浸润或远处转移。
　Ⅳa：膀胱、直肠浸润达黏膜层；
　Ⅳb：肺、肝、骨、肠等远处转移。

手术范围
- ✓ 子宫颈浸润癌根治性子宫切除术的手术范围包括：子宫、子宫颈、宫旁及骶、主韧带，部分阴道和盆腔淋巴结，以及选择性主动脉旁淋巴结清扫或取样等。
- ✓ 盆腔淋巴切除的手术范围：双侧髂总淋巴结，髂外、髂内淋巴结，闭孔淋巴结，腹股沟深淋巴结。
- ✓ 如果盆腔淋巴结阳性，需进行腹主动脉旁淋巴结清扫或取样。

第三节　子宫颈浸润癌的处理原则

子宫颈浸润癌的根治性子宫切除术类型（2017）

当前国际应用的是 2017 版 Querleu & Morrow 子宫切除术式，分为四型：

	A 型	B 型	C 型		D 型
			C1 型（保留自主神经）	C2 型	
适应证	Ⅰ A1 期	Ⅰ A1 期+LVSI(+)、Ⅰ A2 期	Ⅰ B1~Ⅱ A 期		复发子宫颈癌
输尿管	不游离	切开输尿管隧道，向外牵拉	完全游离		完全游离
膀胱宫颈韧带	贴近宫颈切除	于输尿管上方切除	贴近膀胱切除		至切缘阴性，必要时输尿管再植
主韧带	贴近子宫及宫颈旁切断	输尿管进入阔韧带处切断	骨盆壁切断		切除至盆壁
宫骶韧带	宫颈旁切断	部分切除	紧贴骶骨切除		必要时切除部分肠管
阴道	不切除	切除 1~2cm	切除阴道上 1/4~1/3		切除至切缘阴性

- 应根据临床分期、年龄、全身情况结合医疗技术水平及设备条件综合考虑，制订治疗方案，选用适宜措施。
- 重视首次治疗及个体化治疗。
- 主要治疗方法为手术、放疗和化疗及姑息治疗，应根据具体情况配合使用。

腹膜后淋巴结的切除范围

- 盆腔淋巴结切除范围：
  - ✓ 上界达髂内、外动脉交叉上 3cm 处；
  - ✓ 下界达髂外静脉的分支旋髂静脉横跨髂外动脉处；
  - ✓ 外界为腰肌表面；
  - ✓ 内界为输尿管外侧缘；
  - ✓ 底部以闭孔神经为界。
- 主动脉旁淋巴结的切除范围：
  - ✓ 下界髂总淋巴结上方断端相接；
  - ✓ 上界最好达肾动脉水平，至少达肠系膜下动脉水平；
  - ✓ 还应切除骶前淋巴结。

根治性子宫切除术的手术并发症

- 周围脏器损伤：膀胱、输尿管、直肠。
- 血管损伤：出血、血栓。
- 自主神经损伤：
  - ✓ 膀胱功能障碍：神经性膀胱；
  - ✓ 性功能障碍；
  - ✓ 结直肠蠕动功能障碍。

前哨淋巴结显像

- 近年来为避免过度切除淋巴结导致的并发症，前哨淋巴结的应用得到许多指南的推荐。
- 适应证：已用于经选择的 I 期子宫颈癌，虽可用于 4cm 的肿瘤患者，但 <2cm 的肿瘤检测效果好。
- 显像方法包括：
  - ✓ 染料（纳米碳）—肉眼观察；
  - ✓ 吲哚菁绿（ICG）—荧光观察；
  - ✓ 放射性胶体^{99}mIc—γ 探测器。

盆腔输尿管容易损伤部位

- 输尿管从髂总血管跨过进入盆腔。
- 输尿管贴侧腹膜由子宫动脉下方通过。
- 由输尿管隧道（膀胱宫颈韧带前后叶）之间穿过进入膀胱后三角。

前哨淋巴结切除原则

- 应切除所有显像的淋巴结；
- 切除没有显像但可疑转移的淋巴结；
- 如有一侧没有显像，则应当切除该侧的髂内、髂外等淋巴结；
- 肿瘤及宫旁组织中的淋巴结整块切除。

盆腔脏器的自主神经解剖

- 盆腔脏器受中枢和外周神经共同支配，自主神经包含：
  - ✓ 交感起源于 $T_{11} \sim L_2$ 形成上腹下丛；
  - ✓ 副交感起源于 $S_{2,3,4}$ 形成内脏神经。
- 上腹下丛：走行于腹主动脉分叉处经骶前区域进入盆腔。
- 腹下神经：分左右走行于输尿管下方 2cm 处侧腹膜及骶韧带外侧叶。
- 内脏神经：于主韧带子宫深静脉的下方呈"T"字型汇入下腹下丛。
- 下腹下丛及盆丛：分为子宫支及直肠支，膀胱支，需保留的膀胱支走行于膀胱宫颈韧带的后叶。

腹腔镜广泛子宫切除术

- 腹腔镜广泛子宫切除术用于早期宫颈癌首次报道于 20 世纪 90 年代，近年来随着经验累积、技术的进步和腹腔镜器械的发展，这一术式广泛的应用于早期子宫颈癌患者。
- 对比传统开腹手术，腹腔镜手术具有切口小，失血少，术后恢复快等优点。
- 早期对比研究显示：其与开腹广泛子宫切除术，从淋巴结切除术、宫旁及阴道切除宽度一致，其复发率及生存期也相似。

保留自主神经——C1 型手术

1. 切除宫骶韧带时，保留其外侧叶的腹下神经。
2. 切除主韧带时，依次解剖子宫动静脉及输尿管（桥下流水）保留子宫深静脉下方的腹下神经及盆腔内脏神经。
3. 切除膀胱宫颈韧带后叶（输尿管隧道下壁）保留自主神经的膀胱支。

二、子宫颈浸润癌放化疗

早期子宫颈癌患者的微创手术是否获益

- 2018 年 11 月新英格兰杂志发表了两篇文章,颠覆了目前微创(腹腔镜/机器人)手术治疗早期子宫颈癌等同于开腹手术的认知。
  - 一项始于 2008 年包括了 33 个临床中心的前瞻随机对照三期临床研究显示:微创广泛子宫切除对比开腹手术有更差的生产率。其 3 年整体生存率是 91.2% vs.97.1%,肿瘤复发和死亡风险是 3.74 倍,4.5 年是 86% vs.96.5%。
  - 对美国国家癌症数据中心的数据回顾性研究显示:微创与开腹手术的 4 年死亡风险是 9.1% vs.5.3%。
- 这两项重要有价值的研究结果改变了人们对腹腔镜广泛子宫切除术的看法,从预后角度讲,对于早期子宫颈癌患者,微创手术应慎重选择。

三、特殊类型子宫颈癌的处理

子宫颈广泛切除术
(radical trachelectomy,RT)

- 随着子宫颈癌发病的年轻化趋势,对年轻早期子宫颈癌患者可行保留生育功能的子宫颈广泛切除术。
- 切除范围
  - 包括子宫颈,达子宫颈内口水平;
  - 切除骶、主韧带 2cm,切除阴道 2cm;
  - 切除盆腔淋巴结。

1. 复发子宫颈癌的治疗
- 绝大多数的复发在疾病诊断后 3 年内,这些病例的预后不良。
- 对于大范围的复发或远处转移者,治疗的目的是姑息性的,通常采用支持治疗,可选择体力状态好进行含铂类药全身化疗。
- 初始手术治疗后盆腔复发,不选择根治性治疗或盆腔脏器廓清术。
- 放疗后复发者,盆腔脏器廓清术是一种可选的治疗方式。

手术治疗原则

- 主要适用于 I A ~ II A 的早期病人。
- 优点:可保留卵巢及阴道功能。
- I A1 期
  - 对于无淋巴管脉管间隙侵犯者。
    - ✓ 如患者无生育要求,可行 A 型子宫切除手术;
    - ✓ 如有生育要求,可行子宫颈锥切术。
  - 如存在淋巴管、脉管侵犯者。
    - ✓ 无生育要求,建议行 B 型子宫切除手术和盆腔淋巴清扫术;
    - ✓ 对于要求保留生育功能的患者可同 I A2 期者行广泛宫颈切除术加盆腔淋巴结切除术。

2. 意外发现的子宫颈癌的治疗
- 是指因子宫良性病变行单纯子宫切除术,术后发现浸润性子宫颈癌。
- 可行 PET-CT、MRI 扫描及胸部影像学检查,以评估疾病的扩散范围,可给予盆腔外照射(加或不加同步化疗),或考虑加阴道近距离照射。

- I A2 期子宫颈浸润癌存在潜在的淋巴结转移可能。
  - 无生育要求,建议行根治性子宫切除术(B 型或 C 型)加盆腔淋巴结切除术;
  - 要求保留生育功能者,可选择根治子宫颈切除或宫颈切除术加盆腔淋巴结切除术;
  - 不宜手术者可行腔内和体外放疗。
- I B1、I B2 和 II A1 期:推荐 C1 型子宫切除手术+盆腔淋巴结切除术±腹主动脉旁淋巴结切除术。
- I B3 和 II A2 期:推荐根治性放疗或手术治疗。
- II B 期及以上的晚期病例通常不推荐手术治疗,大多数采用放化疗,某些地区对部分 II B 期病例可能首选新辅助化疗后行 C 型子宫切除手术。

3. 妊娠期子宫颈癌的处理
- 由多学科包括产科、儿科等在内共同参与制订最佳的治疗方案。
- 所有的治疗措施均应在和患者及其配偶充分讨论后作出决定,并尊重患者的意愿。
- 妊娠期子宫颈癌的处理和非妊娠期是一致的。
  - 在妊娠 16 ~ 20 周前诊断,推迟治疗会降低患者的生存率。
  - 如果 20 周后诊断,对于 I A2 和 I B1,可推迟治疗。
  - 权衡母亲和胎儿健康的风险医治平衡后,通常不早于 34 孕周剖宫产和根治性子宫切除术。
  - 延迟治疗期间需考虑采用化疗来阻止疾病进展。

四、子宫颈浸润癌的姑息治疗

1. 姑息治疗的目的

- 提高面临死亡威胁的患者及家属的生活质量。
- 姑息治疗不仅仅是临终关怀,而且包含所有病痛症状的处理,例如疼痛的处理。
- 在资源匮乏的地区,妇女得不到有组织的筛查,患者的子宫颈癌诊断时通常处于中晚期阶段,此时治愈近乎不可能。在这种情况下,需要有医护队伍的投入,考虑其未来的需求,以预测会出现的问题,并加以预防和处理。家庭、社区、各级医疗机构的人员应合作提供姑息治疗。

2. 姑息治疗的原则

- 提供缓解和减轻疼痛及其他症状的方法。
- 珍视生命并将死亡视为一种正常的过程。
- 不以延长或缩短生命为治疗目的。
- 将临床的、心理的和精神方面的关怀结合起来考虑。
- 提高生活质量并给病程带来正面影响。

3. 姑息治疗的组成部分

- 症状的预防和处理:包括姑息性放疗以缩小肿瘤;对阴道分泌物、瘘、阴道出血、营养问题、压疮、痉挛等的处理。教会家属如何预防问题的发生及如何在患者的日常生活中给予支持。
- 疼痛缓解:通过医学管理和非医学方法相结合的办法实现疼痛缓解。
- 心理和精神上的支持:是姑息治疗非常重要的环节。
- 与家属协作:保健人员保证患者及家属能充分理解疾病的特点和预后,以及相关的治疗方案。

第五章　子宫颈的细胞学和病理学

第一节　子宫颈细胞学

子宫颈细胞学取材及制片

取材前注意事项：
- 取材最好在月经后半周期进行。
- 取材前 48 小时不能阴道用药和灌洗。
- 取材前一天晚上避免性生活。

一、子宫颈细胞学涂片制作技术及质量控制

子宫颈细胞学取材及制片

取材工具：
- 取材器的形状影响取材（棉签、塑料刮板等很难取到颈管细胞）。
- 取材器的质地影响细胞转移（细胞易滞留在木制或棉制取材器上）。
- 取材工具宜采用宫颈刷或宫颈刮板+颈管刷。

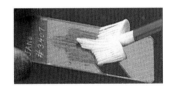

子宫颈细胞学取材及制片

取材和制片是细胞学判读成功的关键，50%以上细胞学假阴性涂片中查不到异常细胞，常见原因是：
- 未取到病变细胞。
- 取材器上的病变细胞未转移到载玻片上。
- 涂片质量差。

子宫颈细胞学取材及制片

取材时注意事项：
- 取材必须在直接观察下进行。
- 窥器不能用油质的润滑剂。
- 不能擦洗、清洁宫颈。
- 用棉纱轻轻蘸掉过多的黏液或分泌物。
- 取材器必须对宫颈有一定压力。
- 取材前不应用醋酸、Lugol 碘等检查宫颈。

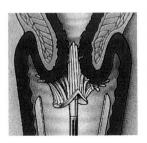

子宫颈细胞学取材及制片

取材部位：
- 鳞柱交接处（SCJ）和转化区（TZ）。
- 宫颈管。
- 肉眼或阴道镜下可疑区。

细胞学制片-巴氏染色

- 染色架每次出染液或洗液都要将液滴干。
- 染色时间长短应根据室内温度的变化及染液所染过的片量多少而变化。
- 染好后的涂片应立即用盖玻片和树胶封固，避免在酒精中过度停留而导致褪色。如未及时封固不能暴露在空气中，以免灰尘落入。盖玻片要保持清洁，封片无杂质、气泡。

子宫颈细胞学取材及制片

细胞学制片-常规涂片
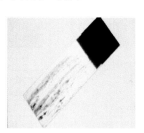
- 涂片要快、薄、均匀。
- 充分将取材器上的细胞转移到载玻片上右 2/3 区域内。
- 即时固定。
- 固定用 95% 酒精，浓度不能低于 90%。
- 固定时间不能少于 15 分钟。
- 标本/涂片标记明确。

巴氏染色技术

巴氏染色含有三种染液：
- 苏木素液
- EA50 液
- 橘黄 G 液

子宫颈细胞学取材及制片

细胞学制片-液基制片
关键技术及注意事项：
- 充分将取材器上的标本洗入保存液小瓶。
- 液基标本应在标本保存期内完成制片。
- 液基制片过程中要严格遵守操作规程（去除黏液，震荡混匀）。
- 制好的涂片立即固定（湿固定）。
- 注意保留剩余标本液，以备标本重处理或重复制片。
- 液基制片机要定期维护，并要有维护记录。

巴氏染色技术

Gills（1 000ml）苏木素配制：
- 蒸馏水：730ml
- 乙二醇：250ml
- 苏木素：2.0g（如含有结晶水需 2.36g）
- 碘酸钠：0.2g（sodoumlodate）
- $Al_2(SO_4)_3 \cdot 18H_2O$：17.6g
- 冰醋酸：20ml
- 搅拌最少 1 小时后即可用

子宫颈细胞学取材及制片

细胞学制片-巴氏染色
子宫颈脱落细胞应采用巴氏染色，巴氏染色细胞层次分明、核结构清晰。
- 染色注意事项：
  - 染液要新鲜（通常 800 张涂片/500ml 染液就需更换），苏木素液要每天过滤。
  - 酒精和二甲苯洗液要经常更换。
  - 染液缸要盖严避免挥发。
  - 注意所用自来水的酸碱度。

巴氏染色技术

EA50（500ml）配制：
- 3%亮绿：5ml
- 20%伊红：10ml
- 甲醇：125ml
- 冰醋酸：10ml
- 95%乙醇：350ml
- 磷钨酸：1.0g

巴氏染色技术

橘黄 G 配制：

➤ 取橘黄 G 2.5g 溶于 25ml 蒸馏水中。

➤ 待完全溶解后加入 100% 酒精至 475ml。

➤ 然后再加 0.075g 磷钨酸。

巴氏染色技术

巴氏染色步骤 1：

➤ 涂片在 95% 酒精中至少固定 15 分钟。

➤ 将固定后的涂片置入水中清洗 2~3 次。

➤ 苏木素染色 2 分钟。

➤ 自来水清洗 2~3 次。

➤ 0.1% HCl 水溶液分化。

➤ 稀碳酸锂溶液（1 滴饱和碳酸锂液/100ml 蒸馏水）返蓝。

➤ 95% 酒精清洗 1 分钟。

巴氏染色技术

巴氏染色步骤 2：

➤ 橘黄染色 1 分钟。

➤ 95% 酒精清洗 2 次（1 分钟/次）。

➤ EA50 染色 4 分钟。

➤ 95% 酒精清洗 4 次（1 分钟/次）。

➤ 100% 酒精脱水。

➤ 二甲苯透明。

➤ 树胶盖片封固。

#染色时间长短应根据标本类型、室内温度变化及染液所染过的片量多少而有所变化，上面列举的时间仅供参考。

涂片的存储

• 涂片封好后要在晾片柜（板）中晾干后存储。

• 涂片应存储在特制的玻片柜中。

• 阳性涂片应长期保存。

• 阴性涂片至少应保存一年（中华医学会病理学分会细胞学组）。

涂片质量要求（TBS-2014）

• 涂片要有明确的标记。

• 有足够量的结构清晰的鳞状上皮细胞（常规涂片至少有 8 000 个，液基标本至少 5 000 个，而对于绝经萎缩、放化疗后、子宫切除后的妇女可以少至 2 000 个）。

• 应有颈管细胞和化生细胞（在萎缩性涂片，如难以区分化生细胞与外底层细胞应注明）。

细胞学标本不满意妇女的管理

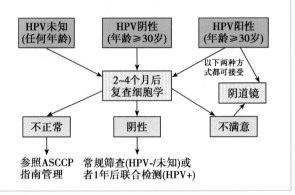

二、子宫颈/阴道细胞学 TBS-2014 报告系统

TBS-2014 报告内容

➤ 标本类型。

➤ 标本质量评估。

➤ 判读结果。

✓ 辅助性检测（HPV，P16 等）；

✓ 计算机辅助阅片。

➤ 提出适当建议（建议应该明确，与专业组织出版的临床随访指南一致）。

✓ 如果做了这些检查，要报出所用设备、方法及检测结果。

标本类型

列出是传统涂片、液基制片还是其他标本类型。

相关的临床资料

- 年龄。
- 末次月经。
- 疾病史尤其是妇科病史（包括有无用避孕器、药）。
- 正在进行或进行过的治疗。
- 以前的细胞学检查。

标本质量评估（TBS-2014）

TBS-2001 对标本质量评估仅分为满意和不满意两大类，取消了 1991 年版本中"不尽满意（satisfactory but limited by…, SBLB）"这一类。TBS-2014 维持 TBS-2001 对标本质量评估的分类，但进一步细化了评估标准。

TBS（2014）不满意标本

分为两类：
（1）拒绝接收的标本：
1）申请单及标本缺乏明确标记。
2）玻片破碎，不能被修复。
（2）经评价不满意的标本：
1）保存好的鳞状上皮细胞在常规涂片不足 8 000 个，在液基薄片不足 5 000 个。
2）由于血液、炎细胞、细胞过度重叠、固定差、过度干燥、污染等因素影响 75% 以上的鳞状上皮细胞观察。

TBS（2014）满意标本

（列出有无化生细胞和颈管细胞；有无血细胞或炎细胞影响等其他质量问题）
一般具备以下 3 点：
（1）有明确的标记。
（2）有相关的临床资料。
（3）有足够量的保存好的鳞状上皮细胞（常规涂片至少有 8 000 个，液基标本至少 5 000 个，在绝经萎缩、放化疗后及子宫切除后的妇女涂片可以少至 2 000 个）。

此外，只要有不正常细胞（ASC-US、AGC 或更严重异常）的标本都属于满意的范围。

不满意涂片

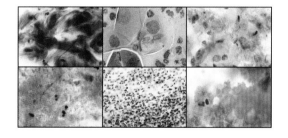

TBS（2014）细胞学判读

总体分为三类：
- 未见上皮内病变细胞或恶性细胞（negative for intraepithelial lesion or malignancy, NILM）。
- 其他（宫内膜细胞出现在 ≥45 岁妇女涂片中）。
- 上皮细胞异常。

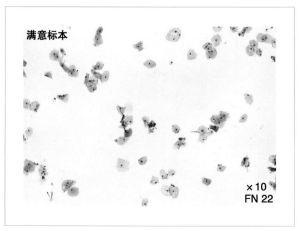

满意标本

×10
FN 22

TBS(2014)细胞学判读

未见上皮内病变细胞或恶性细胞(NILM)
- 正常
- 病原体
- 其他非瘤变发现
  - 非瘤细胞变化
    - 萎缩
    - 角化反应
    - 鳞状化生
    - 输卵管化生
    - 妊娠相关的改变
  - 反应性改变
    - 炎症
    - 放疗
    - IUD
  - 子宫切除后的腺细胞

外底层鳞状细胞

- 细胞圆形、直径 15~30μm。
- 核中位、圆形或卵圆形、直径 8~9μm,稍大于红细胞。
- 染色质细颗粒状均匀分布,可有染色质集结点,核仁不明显或不存在。
- 胞质致密、有明确的胞界和细胞间桥,巴氏染色为蓝绿或蓝灰色。

正常上皮细胞

鳞状上皮细胞:基底层细胞、外底层细胞、
　　　　　　中层细胞和表层细胞,
　　　　　　鳞状化生细胞。
腺上皮细胞:子宫颈管腺细胞,
　　　　　　子宫内膜腺细胞。

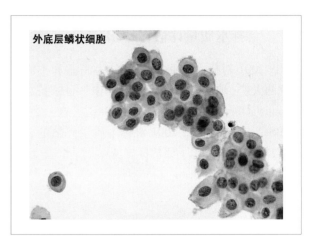

外底层鳞状细胞

基底层鳞状细胞

- 可出现在严重萎缩、溃疡边缘或过度用力刮片的涂片中。
- 小的未分化细胞,直径 10~12μm。
- 核中位、圆形或卵圆形,染色质匀细,胞质少、脆弱。
- 单个细胞很少在涂片中出现。

中层鳞状细胞

- 细胞直径 35~50μm。
- 小中层细胞大小似外底层细胞,大中层细胞大小与表层细胞相似。
- 胞质从似外底层细胞(厚、圆形),到似表层细胞(薄、多角形),富含有糖原。
- 核圆形/卵圆形,中位,直径 7~8μm,与红细胞相似。
- 核染色质细网状、均匀分布,可有染色集结点,核仁不明显。

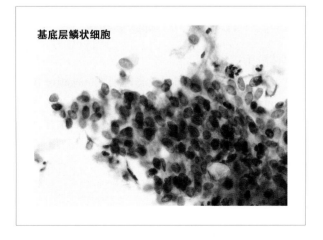

基底层鳞状细胞

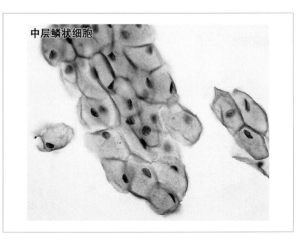

中层鳞状细胞

表层鳞状细胞

- 分化最好的鳞状细胞,细胞直径 45~50μm。
- 细胞核小而固缩、直径 5~6μm、小于红细胞直径。
- 胞质丰富、薄,多角形,胞界清,巴氏染色呈粉红色。

成熟鳞状化生细胞

- 相似于正常中层细胞,但细胞较圆、胞质较致密。
- 完全成熟,细胞学不能与原本的鳞状细胞区别。

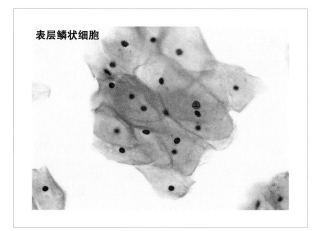

表层鳞状细胞

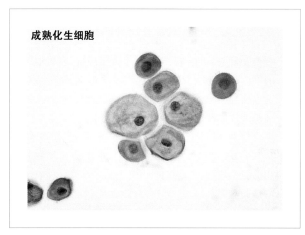

成熟化生细胞

不成熟鳞状化生细胞

- 细胞大小与外底层细胞相似。
- 胞质厚而致密、呈蓝绿色,可有胞质空泡,胞界清。
- 核圆形或卵圆形、直径 8μm(50μm 面积)稍大于红细胞,核膜光滑。
- 染色质细颗粒状、很少有集结点。
- 核仁不常见。

子宫颈管腺细胞

- 细胞单个散在、栅栏状或成片、蜂窝状排列。
- 高柱状的,可以有黏液分泌或纤毛,可以细长相似于平滑肌细胞,插入细胞也能出现,但在巴氏涂片中不易辨认。
- 有分泌的颈管细胞胞质相对丰富,胞质中可以有多个细小空泡或一个大空泡。
- 单个细胞核在底部,浆在顶部。
- 核圆形或卵圆形、大小与外底层相似,可以是单核、双核或是多核。
- 染色质均细,可以见到一个或多个小核仁。
- 胞质脆弱,易溶解产生裸核。

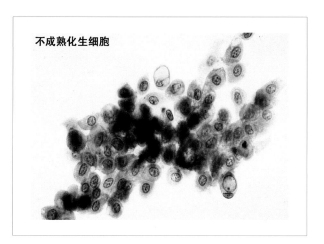

不成熟化生细胞

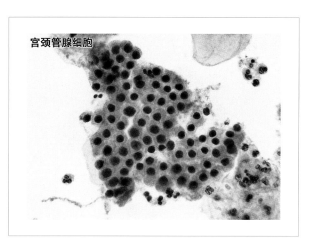

宫颈管腺细胞

宫颈管腺细胞

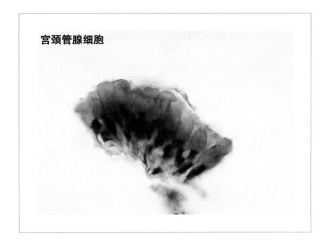

NILM-提示细菌性阴道炎的菌群转变

- 涂片中有明显的短小球杆菌而无乳酸杆菌。
- 出现线索细胞:球杆菌均匀地覆盖在鳞状上皮细胞胞质上和胞膜上,细胞膜变得模糊。

子宫内膜上皮细胞

- 有或无纤毛,可以单个存在,也可以成群,自然脱落的宫内膜细胞仅存在于月经的前半周期,常形成三维立体细胞团,极少有蜂窝状或栅栏状排列。
- 细胞圆形或卵圆形,较颈管细胞小,常退变。
- 胞质较少,嗜碱性染色,胞界不清,可以有细小空泡。
- 核圆形或卵圆形,常偏位,大小与中层鳞状细胞核相似,很少有双核或多核。
- 染色质细颗粒状、均匀分布,常退变,小的染色质集结点可以存在,核仁少见。

线索细胞

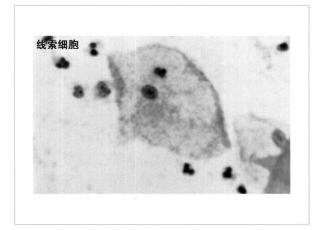

子宫内膜细胞(基质球)

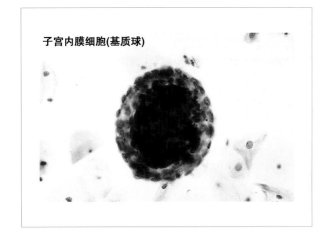

NILM-放线菌

- 多见于用宫内避孕器(IUD)的妇女。
- 镜下菌团呈棉絮状伴有周围肿胀的菌丝,常有许多白细胞贴附在菌落上。
- 涂片背景中常有以中性粒细胞为主的急性炎性改变。

子宫内膜细胞

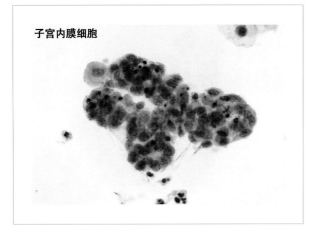

放线菌

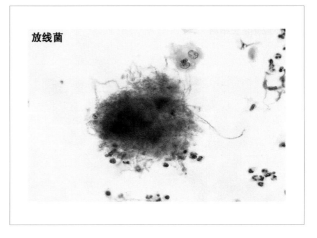

NILM-阴道毛滴虫

- 呈梨形、卵圆形或圆形，直径 15~30μm，巴氏染色胞质呈淡灰色，有嗜伊红胞质颗粒和偏位的梭形核，一般见不到鞭毛。
- 感染者上皮细胞显示明显的核周晕，涂片背景中有较多细胞碎屑和退变的白细胞。

NILM-单纯疱疹病毒感染

- 感染生殖道的主要是疱疹Ⅱ型病毒。
- 被感染细胞核增大，可以是单核或镶嵌的多核，核膜增厚，核呈"毛玻璃"样改变。
- 核内可出现嗜酸性包涵体，包涵体周围常有空晕或透明带环绕。

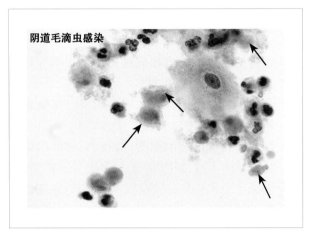

阴道毛滴虫感染

NILM-单纯疱疹病毒感染

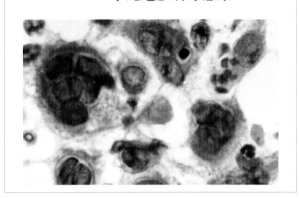

NILM-真菌

- 80%的真菌性阴道炎是由白色念珠菌引起，其余是由其他真菌引起。
- 涂片中可见假菌丝和孢子及上皮细胞被菌丝穿捆。
- 感染者上皮细胞可出现核周晕、胞质空泡和核染色质集结，涂片背景中退变的白细胞及其碎屑增多。

NILM-反应性改变

反应性细胞改变常表现得混杂，与临床相关联。当存在有意义的不典型改变可能被认为是癌前病变或是癌，病变会被错误划分在上皮细胞异常范围内。

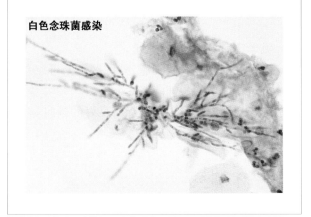

白色念珠菌感染

NILM-与炎症有关的反应性细胞改变

- 鳞状细胞核增大，是正常中层细胞核的 1~2 倍或较多。
- 颈管细胞核增大可以更多，双核或多核可见，核膜光滑。
- 核淡染或轻微深染，显著的单个或多个核仁可以存在。
- 胞质可以显示出多彩、空泡或核周晕，可以出现修复细胞：细胞成片出现、单层平铺、核极向保持，核仁显著，可以有多核和核分裂象。

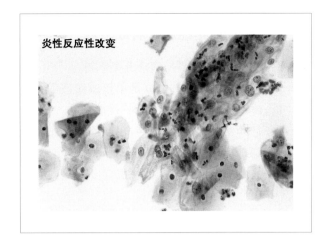

炎性反应性改变

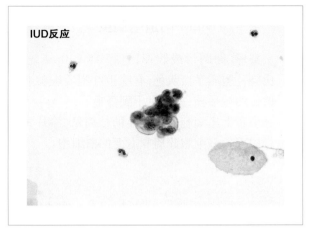

IUD反应

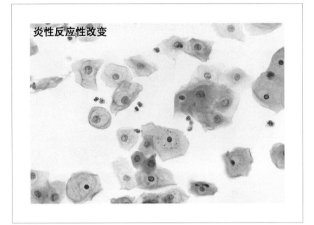

炎性反应性改变

NILM-与放疗有关的反应性改变

- 细胞的大小显著增加但核质比例无明显增加,畸形细胞可以出现。
- 核大小可以不同,双核、多核常见。核染色质可以轻度增加。
- 增大的核可以显示退变,如苍白、皱缩或染色质结构不清、核内空泡。
- 可见空泡状或多彩的胞质,如果同时存在修复,可以有显著的单个或多个核仁。

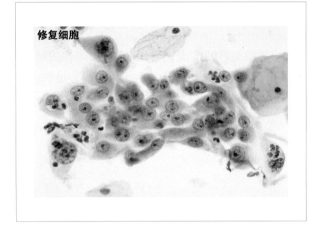

修复细胞

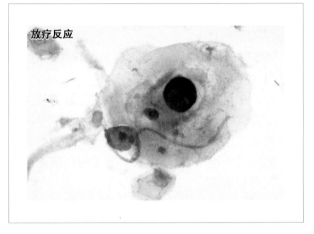

放疗反应

NILM-与IUD相关的反应性改变

- 细胞可以单个散在,也可以成小团(常5~15个细胞)。
- 核退变常明显,核仁可以显著,胞质量不同,常有大的胞质空泡使细胞呈印戒状表现。
- 有时单个上皮细胞核增大、核质比例高,相似于砂粒体的钙化可以不同程度存在。

NILM-萎缩

- 见于产后、绝经后和儿童。
- 涂片主要为外底层细胞,外底层细胞可以单个散在或单层平铺。
- 单层平铺的外底层细胞保持良好的极向。

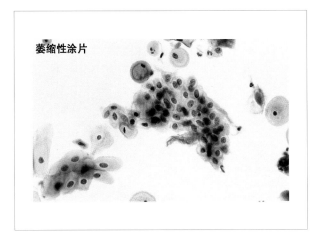

萎缩性涂片

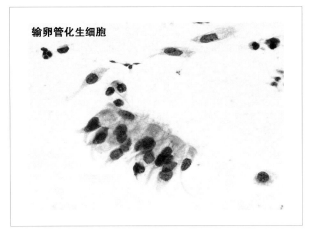

输卵管化生细胞

NILM-角化反应

子宫颈的非角化鳞状上皮无论是原本的还是化生的，受到刺激（如子宫脱垂、炎症、感染、子宫托/阴道药栓、放射,自发或用己烯雌酚等）可以进一步分化成角化的皮肤样的鳞状上皮,这种过度分化称为角化反应。

出现以下两种类型细胞：

- 过度角化细胞：无核的表层样鳞状细胞,单独或成片出现,细胞多角形,胞质嗜伊红或橘黄色,在核的部位留有空晕。
- 角化不全细胞：小的表层样细胞,核固缩,胞质嗜伊红或橘黄色。

NILM-子宫切除术后的腺细胞

- 子宫切除术后可见良性表现的腺细胞：
  - ➤ 颈管型腺细胞不能与原本的颈管腺细胞区分,可见杯状细胞或黏液化生细胞。
  - ➤ 宫内膜型腺细胞呈圆形或立方形与原本的宫内膜腺细胞形态相同。
- 几种解释：创伤刺激间充质细胞产生腺病,或对萎缩反应产生黏液细胞或杯状细胞化生,或在单纯子宫切除后残留的输卵管脱垂。

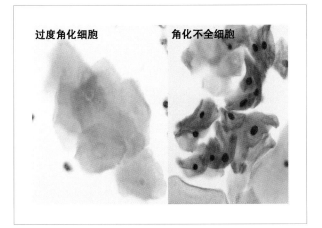

过度角化细胞　　角化不全细胞

子宫切除术后的腺细胞（颈管型）

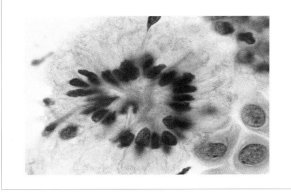

NILM-输卵管化生细胞

常排列为条索状或拥挤的细胞片。细胞呈柱状形态,核圆形或卵圆形,染色较深,染色质细颗粒状、均匀分布,可见终板和(或)纤毛。

TBS（2014)-鳞状上皮细胞异常分类

- 非典型鳞状细胞（ASC）
  - ➤ ASC-US
  - ➤ ASC-H
- 鳞状上皮内病变（SIL）
  - ➤ 鳞状上皮内低度病变（LSIL）
  - ➤ 鳞状上皮内高度病变（HSIL）
- 鳞状细胞癌

鳞状细胞异常

非典型增生/原位癌与 CIN 及 SIL 分级间的关系

非典型增生	子宫颈上皮内瘤变(CIN)	子宫颈上皮内病变(SIL)
轻度非典型增生	CIN 1	LSIL
中度非典型增生	CIN 2	HSIL
重度非典型增生	CIN 3	HSIL
原位癌	CIN3	HSIL

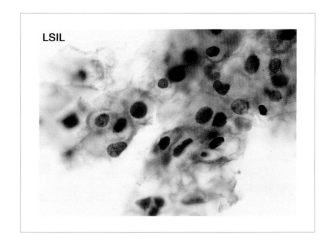
LSIL

鳞状细胞异常

鳞状上皮内低度病变(LSIL)

- 是一种低度危险的上皮内病变。
- 大多数由 HR-HPV 短暂的感染引起。
- 细胞不正常改变一般限于中层或表层型鳞状上皮细胞。

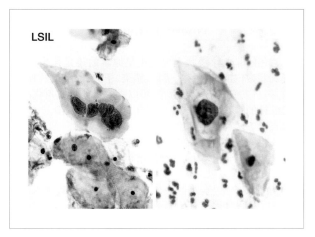
LSIL

鳞状上皮内低度病变(LSIL)

判读标准(TBS-2014):
- 细胞单个散在、成群或成片排列。
- 细胞的改变一般限于中、表层成熟鳞状细胞,胞界清。
- 核增大是正常中层细胞核面积的 3 倍以上,核质比例轻度增高。
- 核深染,但也可以是正常染色。
- 核不同大小,染色质均匀分布,从粗颗粒状到脏污或致密不透明。
- 核膜可以光滑或非常不规则。
- 双核或多核常见。
- 核仁常不存在,如果存在也不明显。
- 挖空细胞(清晰勾画的核周空穴和致密、浓染的空穴周胞质)。
- 致密嗜伊红胞质的角化细胞增多。
- 致密胞质的角化细胞和挖空细胞必须显示核异常,无核异常不符合 LSIL。

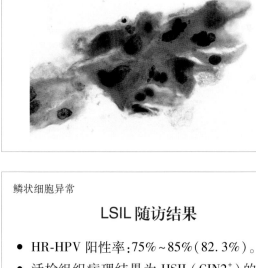
LSIL

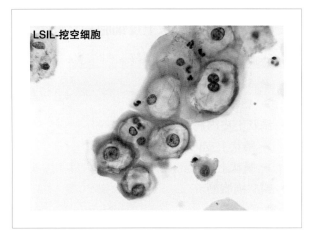
LSIL-挖空细胞

鳞状细胞异常

LSIL 随访结果

- HR-HPV 阳性率:75%~85%(82.3%)。
- 活检组织病理结果为 HSIL(CIN2[+])的发生率:14%~20%(15.6%)。

鳞状细胞异常

LSIL 随访结果

Ostory 依据 4 504 例患者的随访结果得出：

- 进展　　　11%
- 恢复　　　57%
- 持续　　　32%

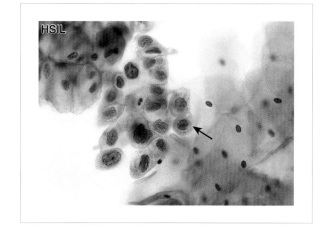

鳞状细胞异常

鳞状上皮内高度病变（HSIL）

- 主要由 HR-HPV 持续感染引起。
- 形态学改变常发生在较小、较不成熟的鳞状上皮细胞。
- 细胞核质比例明显升高。
- 有高的危险进展到浸润癌。

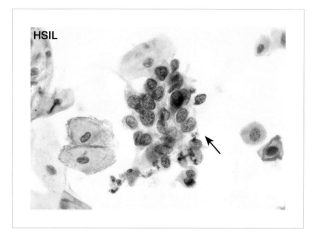

鳞状细胞异常

鳞状上皮内高度病变（HSIL）

判读标准（TBS-2014）：
- HSIL 细胞较 LSIL 细胞小且胞质不成熟。
- 细胞单个散在或成片或合体状排列。
- 合体状排列的异型细胞可呈拥挤深染的细胞群。
- 细胞大小不同，通常小于 LSIL 细胞，较高级别者常有十分小的基底型细胞。
- 核增大程度明显不同，一些 HSIL 细胞核增大程度相似于 LSIL，但胞质面积明显减少，核质比例显著增高；有些细胞核质比例非常高，但核明显小于 LSIL 细胞核，亦可见核大小如同正常中层细胞核。
- 核深染，但也可以正常染色甚或浅染。
- 染色质颗粒或细或粗，均匀分布。
- 核膜十分不规则，常有显著的凹陷或核沟。
- 一般无核仁，但在 HSIL 累及腺体或是在反应性或修复性背景中可以见到核仁。
- 胞质表现不同，可以表现不成熟（花边状、脆弱或是致密化生型），也可以是致密角化的胞质。

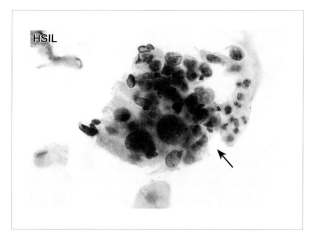

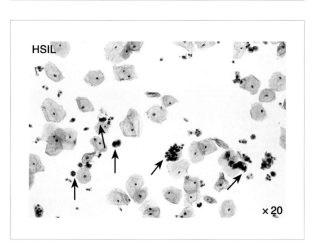

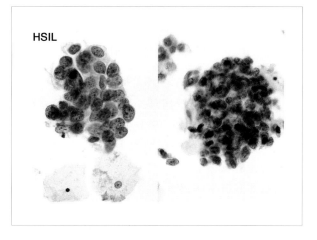

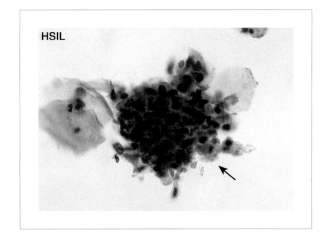

鳞状细胞异常

非典型鳞状细胞（ASC）

- 上皮细胞不正常较反应性改变显著,但在数量或质量上不足以诊断为鳞状上皮内病变（SIL）。
- 在 ASC 范围内的细胞改变可以反映极度的良性反应性改变或先于或伴随 SIL。
- TBS 系统要求在报告中进一步区分 ASC 为非典型鳞状细胞不能明确意义（ASC-US）和非典型鳞状细胞-不除外上皮内高度病变（ASC-H）。

ASC 基本特征

- 鳞状分化。
- 核质比例增加。
- 轻度的核改变:深染、染色质集结。
- 不规则、脏污或多核。

鳞状细胞异常

HSIL 随访结果

- 细胞学 HSIL、HR-HPV 阳性、阴道镜下显示高级别宫颈病变的妇女,在 2 年内约有 80% 可能发生 CIN3 或更严重病变。
- 细胞学 HSIL 妇女即使阴道镜阴性,其发生 CIN3 或癌的危险也会≥40%。
- 细胞学 HSIL、组织活检诊断 LSIL(CIN1),较细胞学 ASC-US 或 LSIL、活检诊断 LSIL(CIN1)者有较高的危险发生 CIN3 或更严重病变。

ASC 发生率及影响因素

1.65%	to	15%

ASC	:	SIL	≤	3 : 1

影响因素:

- 筛查人群。
- 诊断标准。
- 标本质量。
- 细胞学工作者经验。

鳞状细胞异常

HSIL 随访结果

- HR-HPV 感染率:>90%(96.5%)。
- 阴道镜活检组织病理结果为 CIN2$^+$ 的发生率:53%~66%(65.3%)。
- LEEP 术后组织病理结果为 CIN2 及更严重病变的发生率:84%~97%。
- 浸润癌发生率:2% ±

鳞状细胞异常

ASC-US、ASC-H 与 ASC 的百分比

- ASC-US ≈ 90%~95% of ASC
- ASC-H ≈ 5%~10% of ASC

Bethesda System,2001

ASC-US

定义:细胞的改变提示 LSIL,但不足以确定诊断。

判读标准(TBS-2014):

- 细胞核增大是正常中层鳞状细胞核的 2.5~3 倍,或是鳞状化生细胞核的 2 倍;核质比例稍有升高,核大小和形状可以不同,可以有双核,轻度核深染和染色质分布不规则,核膜常光滑,但也可以不规则。
- 提示性挖空细胞:胞质挖空不明确或有明确挖空但细胞核无改变或极小改变。
- 非典型角化不全细胞:角化不全细胞核增大、深染/核型不规则;或形成三维细胞群。
- 非典型修复细胞:修复细胞显示某种程度核重叠,核不一致,黏附性差,极向乱。

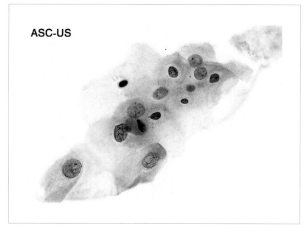

鳞状细胞异常

ASC-H

- 定义:细胞改变提示 HSIL,但核不正常,如染色增多、染色质不规则和核形状局部不规则不如 HSIL 明显。

类型:

1. 非典型不成熟化生型。

- 常单个散在或呈小的细胞群(<10 个细胞)。
- 细胞大小与不成熟化生细胞一致,核是正常化生细胞的 1.5 ~ 2.5 倍,核质比例接近 HSIL。

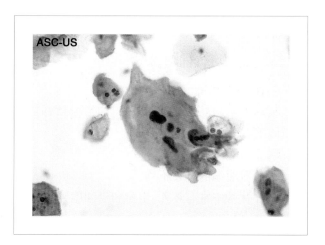

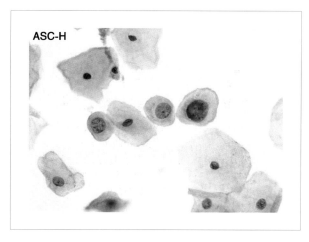

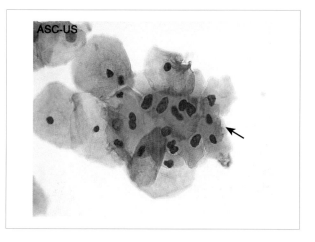

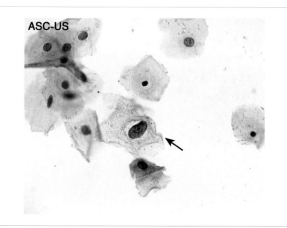

鳞状细胞异常

ASC-H

2. 拥挤细胞群

- 细胞群中核拥挤、重叠、极向紊乱或难以辩认。
- 有鳞状分化的特点(细胞多角形、胞质致密,细胞群边缘的细胞扁平)。

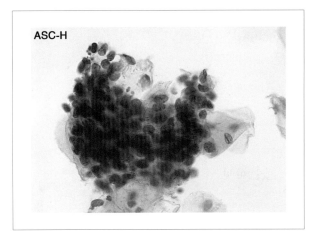

ASC-H

ASC 随访结果

- 细胞学 ASC-H 但 HR-HPV DNA 阴性的妇女，在以后 5 年内发生组织学诊断的 HSIL 或癌的风险仍高达 12%。
- 细胞学 ASC-H、HR-HPV DNA 阳性的妇女在以后的 5 年内发生组织学诊断的 HSIL 或癌的风险可高达 45%。

（2014 年 Bethesda 宫颈细胞学报告系统）

ASC-H

3. 显著的非典型修复细胞片类似修复，但细胞核显示多形性或细胞间黏附性差，需要排除肿瘤性病变。

4. 在萎缩性涂片中深染的细胞群，在高倍镜下观察到合体状排列的细胞核重叠和（或）萎缩涂片有细胞增生表现。

5. 放疗后的涂片存在非典型细胞，难以区分是 HSIL 还是癌。

鳞状细胞异常

鳞状细胞癌（SCC）

除 HSIL 特点外可以有：

- 细胞大小和形态显著不一致，明显的核和质畸形。
- 明显增大的单个或多个核仁。
- 染色质明显的分布不均。
- 涂片背景中常有坏死、出血和癌细胞碎片。

鳞状细胞异常

ASC 随访结果

- HR-HPV 阳性率：

    ASC-US：　　　　30% ~ 60%

    ASC-H：　　　　>70%

- 阴道镜活检组织病理结果为 CIN2⁺ 的发生率：

    ASC-US：　　　　3% ~ 15%

    ASC-H：　　　　30% ~ 40%

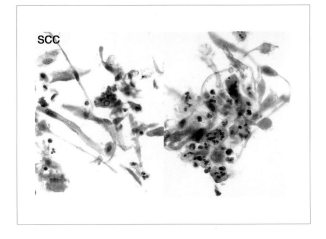

鳞状细胞异常

ASC 随访结果

- 细胞学 ASC-US 但 HR-HPV DNA 阴性的妇女，在以后 5 年内发生组织学诊断的鳞状上皮内高度病变或癌的风险小于 2%，即不大于宫颈细胞学检查阴性、未做 HPV 检测者。
- 细胞学 ASC-US、HR-HPV DNA 阳性的妇女在以后的 5 年内发生组织学诊断的鳞状上皮内高度病变或癌的风险高达 18%。

（2014 年 Bethesda 宫颈细胞学报告系统）

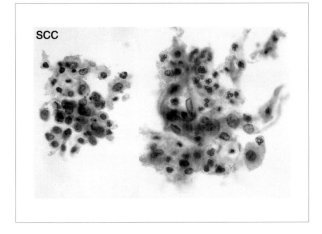

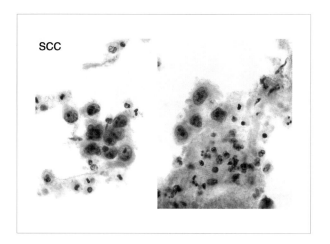

SCC

腺细胞异常

AGC, NOS 判读标准

- 细胞成片或条索状排列,有些细胞拥挤、核重叠和(或)假复层。
- 核增大到正常颈管细胞核的 3~5 倍。
- 核有轻度的大小、形状不同和深染。
- 轻度染色质不规则。
- 核仁可见。
- 核分裂象少见。
- 胞质丰富,但核质比例↑,胞界常可辨。

腺细胞异常

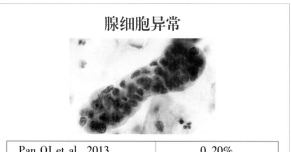

Pan QJ et al. 2013	0. 20%
Gurbuz A et al. 2005	0. 05%
Scheiden R et al. 2004	0. 46%
Chhieng DC et al. 2000	0. 50%

AGC-NOS

TBS-2001

TBS-2014 腺细胞异常——分类

- 非典型腺细胞(颈管/宫内膜/不能明确来源)-无特殊指定(AGC-NOS)。
- 非典型腺细胞(颈管/不能明确来源)-倾向瘤变(AGC-FN)。
- 颈管原位腺癌(AIS)。
- 腺癌(颈管、宫内膜、子宫以外)。

腺细胞异常

非典型颈管细胞倾向瘤变(AGC-FN)

定义:颈管细胞形态学改变无论在数量上还是在质量上均不足以判读为原位腺癌或浸润腺癌。

腺细胞异常

非典型颈管细胞-无特殊指定(AGC-NOS)

定义:颈管腺细胞的不典型超过了反应性或修复性改变但缺乏原位腺癌或浸润腺癌的特点。

腺细胞异常

AGC-FN 判读标准

- 细胞单层平铺、条索状或玫瑰花样排列。
- 细胞片失去蜂窝状结构,胞界不清。
- 核质比例增加,核增大、增长、大小和形状不同。
- 核显著拥挤重叠、成层,在细胞团或条索的边缘有成层、栅栏状排列的细胞核。
- 染色质增多、颗粒状。
- 核仁一般不明显。
- 核分裂象可见。

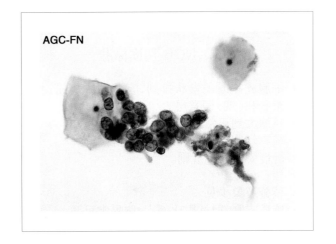

AGC-FN

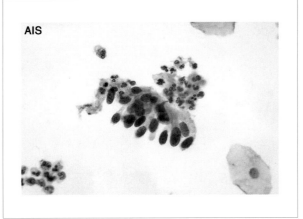

AIS

腺细胞异常

颈管原位腺癌（AIS）

颈管腺上皮的高度病变,特点是核增大、深染、成层,核分裂活跃,但没有浸润。

腺细胞异常

颈管腺癌

- 细胞学诊断标准可以与原位腺癌重叠。
- 单个散在、细胞片、三维细胞团和合体状排列常见。
- 细胞核增大、染色质分布不规则的,可有大核仁。
- 细胞可以是圆形、卵圆形或维持柱状形态,胞质常有细小空泡。
- 肿瘤素质可见。
- 可以伴有不正常的鳞状细胞。

腺细胞异常

AIS 判读标准

- 细胞学改变相似于非典型颈管细胞倾向瘤变,但更显著:
- 核增长、深染、有广泛重叠。
- 核质比例增加,胞质量明显减少,胞界不清。
- 核大小形状显著不同。
- 核轮廓不规则。
- 染色质粗颗粒状,均匀分布。
- 排列结构:拥挤的细胞团,假复层,条索状或栅栏状,玫瑰花样,羽毛状。
- 单个非典型细胞。
- 可以有核仁,但不显著。
- 可见核分裂象和凋亡小体。

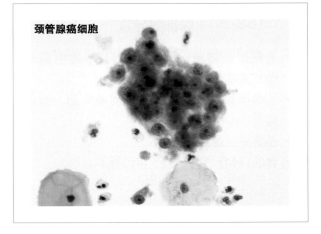

颈管腺癌细胞

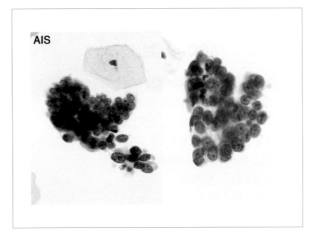

AIS

子宫内膜细胞（TBS-2014）

- 子宫内膜细胞异常脱落（≥45 岁）。
- 非典型宫内膜细胞（AGC）。
- 子宫内膜腺癌细胞。

子宫内膜细胞异常脱落

- 在育龄妇女月经的后半周期或是在绝经后的妇女涂片中出现了宫内膜细胞称子宫内膜细胞异常脱落。
- TBS-2014 不要求报告 45 岁以下妇女宫内膜异常脱落,因为在此年龄段发生癌的可能性极小,绝经后妇女涂片中出现宫内膜细胞是有意义的发现。
- 大多数宫内膜细胞的不正常脱落是良性的,但有发生宫内膜癌的危险,在 45 岁以后这种危险增加。

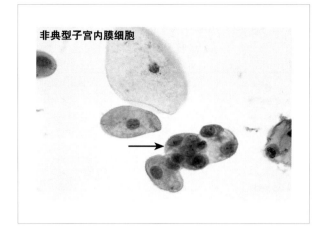

非典型子宫内膜细胞

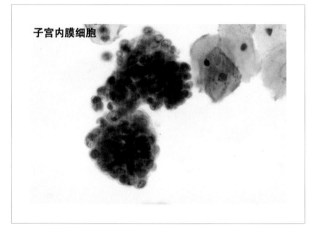

子宫内膜细胞

子宫内膜细胞异常脱落的原因

子宫内膜异位	IUD
子宫内膜炎	异常出血或功血
黏膜下肌瘤	子宫内膜息肉
妊娠早期	子宫内膜增生
产后	子宫内膜瘤变
流产	
激素治疗(避孕药、雌激素替代)	

腺细胞异常

子宫内膜腺癌

子宫内膜腺癌的细胞学特征极大地依赖于肿瘤的恶性程度。分化好的肿瘤脱落细胞少,细胞的不典型改变小,可以被判读为非典型子宫内膜细胞。高度恶性的子宫内膜癌有大的细胞、深染的核和显著的核仁。

腺细胞异常

子宫内膜腺癌判读标准

- 细胞可以散在或呈小团状排列。
- 分化好的肿瘤细胞核可以轻度增大,随肿瘤恶性程度增加,可以明显增大。
- 核大小不同、极向紊乱。
- 在恶性度高的肿瘤,核染色质增加和染色质不规则分布明显。
- 核仁或小或显著、随恶性程度增加而增大。
- 胞质少、蓝染、常有空泡。
- 背景中可见不同量稀薄的、细颗粒状的肿瘤素质。

腺细胞异常

非典型子宫内膜细胞

- 脱落的非典型子宫内膜细胞不管是否与月经周期有关都是不正常表现。
- 子宫内膜息肉、子宫内膜增生和子宫内避孕器等都可以引起非典型子宫内膜细胞脱落,发生癌的危险也随年龄增加。
- 非典型子宫内膜细胞表现为核增大,染色质增多、不规则和出现核仁。轻度非典型表现为核增大,核质比例增高。中度非典型时核深染,染色质不正常,重度非典型时存在明显的核仁。

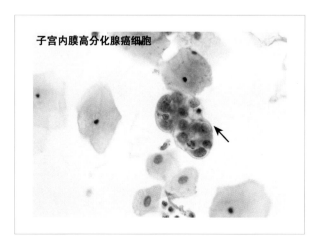

子宫内膜高分化腺癌细胞

子宫内膜增生、非典型增生及高分化腺癌对比

	增生	非典型增生	高分化腺癌
• 细胞量	少	中等	多
• 核面积	42~49	53	57~60
• 不规则染色质	+	+	+++
• 核深染	++	++	+++
• 小核仁	+/-	+	+++
• 多个核仁	-	-	+
• 染色质一致	+++	++	+
• 癌性素质	-	-	+++

其他恶性肿瘤

- 非鳞癌或腺癌的其他恶性肿瘤（小细胞癌、类癌、恶性中胚叶混合瘤、肉瘤、恶性黑色素瘤等）很少发生在子宫颈也不常原发于子宫体或附件。
- 出现在宫颈涂片中的其他恶性肿瘤细胞可以是脱落下来的，亦可以是直接取样获得（由于肿瘤浸及宫颈或阴道）。
- 因为取样和形态学的局限性这些肿瘤的明确分类单靠细胞学有困难。

子宫内膜腺癌细胞

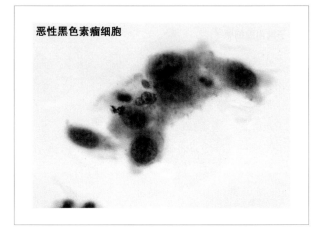

恶性黑色素瘤细胞

腺细胞异常

子宫以外的腺癌

- 腺癌细胞发生在背景干净的涂片中，形态学表现不符合子宫颈管或子宫内膜的腺癌，应考虑其他部位来源的腺癌，如卵巢、输卵管等来源。
- 从卵巢或输卵管脱落的或在恶性腹水中的癌细胞可通过输卵管、宫腔、子宫颈管出现在宫颈涂片中。

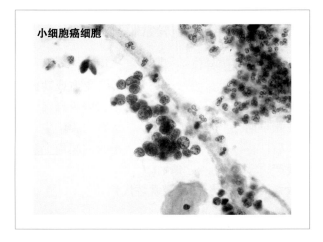

小细胞癌细胞

来自卵巢的腺癌细胞

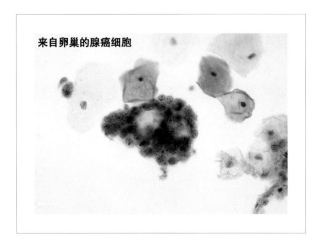

恶性中胚叶混合瘤细胞

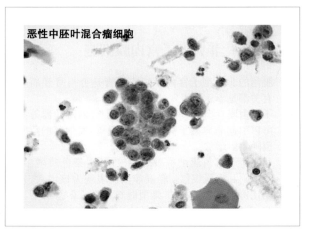

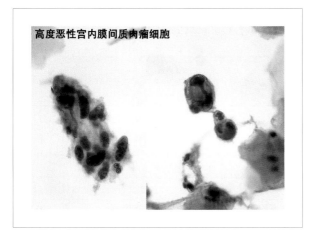

高度恶性宫内膜间质肉瘤细胞

三、阅片质量控制

转 移 癌

- 子宫以外的癌可以出现在宫颈涂片中：
- 可以是盆腔的原发肿瘤直接侵及子宫颈，常见来自子宫内膜、膀胱和直肠的癌。
- 通过淋巴和（或）血液转移到宫颈（极少），常见的原发部位是胃肠道、卵巢和乳腺。

- 阅片量：≤100 张/d。
- 复查：阴性标本要抽查至少 10%，对"高危"标本 100% 复查；阳性病例"讨论"后发出。
- 阅片结果统计及分析：总体阳性率，各级病变发生率，ASC/SIL。
- 病例随访资料：细胞学与 HR-HPV 检测、组织病理结果对比，复习假阳性及假阴性涂片修正诊断。

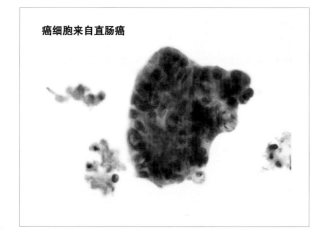

癌细胞来自直肠癌

提出适当建议

建议应该明确，与专业组织出版的临床随访指南一致（参看第三章第三节"筛查异常者的管理"）。

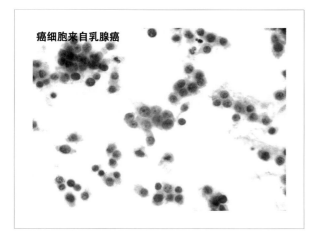

癌细胞来自乳腺癌

第二节 子宫颈组织病理学

临床医师在提交病理活检中的注意事项

- 临床医师应简明说明此例患者为何行活检，提供月经史等，加强临床病理的沟通。
- 在阴道镜下，临床医师的重要所见，取材是否满意？是否取到转化区，标注所取每一块组织的详尽的部位。
- 细胞学检查结果及 HPV 检测结果。

附1. 子宫颈病理诊断报告单

- 编号：□□□□□□-□□-□□-□□□□□ 病理编号□□□□□
- 姓名： 年龄： 联系电话：
- 身份证号：□□□□□□□□□□□□□□□□□□
- 住址： 省 县(区) 乡(街道) 村(社区) 号

标本收集记录						
取材部位						
取材编号						
取材块数						

取材医师_____ 取材记录_____ 取材日期：___年___月___日

阴道镜活检标本的取材方法

- 用品：装标本用的冻存管/标本瓶，内置固定液。0.5cm 的微孔滤膜小块。牙签、镊子、记号笔和登记本。
- 方法：用戴有一次性乳胶手套的左手示指紧贴活检钳，右手持牙签，将活检钳内钳取的标本，拨到示指上摊平，用已备好的滤膜贴附上面，拇指轻压，迅速置于已装好固定液的标本瓶中，固定液的总量必须大于标本块的 5 倍以上。
- 目的：便于包埋过程中的定位，防止埋面不当造成组织的平切。

附1.子宫颈病理诊断报告单

病理诊断结果							
切片编号	1	2	3	4	5	6	7
病理诊断							

注：诊断名称及相关描述：
综合诊断报告意见：_____
报告医师：_____ 报告日期：___年___月___日

子宫颈锥切标本

- 对于锥形切除的子宫颈标本，在手术切缘用墨水标记，同时在宫颈前唇挂线标记。
- 对于分块切除的标本应分瓶分装并详尽标记，以便于病理医师识别。

子宫颈病理诊断报告单

- 对于 LEEP 或锥切标本另附单详细记录取材情况，并进行编号。
- 诊断分部位记录诊断意见，并给出综合诊断意见。

子宫颈癌检查汇总表

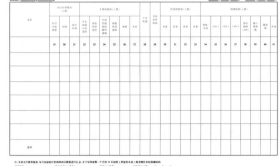

子宫颈癌筛查中的病理学技术操作流程

- 取材
- 常规制片技术

子宫颈锥切标本的取材

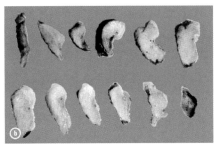

©2006 Elsevier Inc. Crum CP and Lee KR.Diagnostic
Gynecologic and Obstetric Pathology

子宫颈活检标本的取材

- 活检标本,按照临床送检分部位、分块编号,与黏膜面垂直固定包埋。
- LEEP 及锥切标本从 12 点处平行与颈管纵轴的方向切开颈管,然后作连续取材,每 2~3mm 厚度一个蜡块,每一个蜡块在 3 个不同的平面上切片,以观察切缘情况。

子宫颈病理诊断报告单

- 编号:□□□□□□-□□-□□-□□□□□ 病理编号□□□□□
- 姓名: 年龄: 联系电话:
- 身份证号:□□□□□□□□□□□□□□□□□□
- 住址: 省 县(区) 乡(街道) 村(社区) 号

标本收集记录						
取材部位	3°	6°	9°	12°	颈管	息肉	其他
取材编号	1	2	3	4	5	6	7
取材块数	1	1	1	1	碎数块	2	3

取材医师＿＿＿＿ 取材记录＿＿＿＿ 取材日期＿＿年＿＿月＿＿日

子宫颈锥切标本

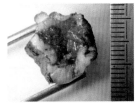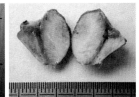

活检组织常规制片技术

总技术流程:
- (1) 固定
- (2) 脱水
- (3) 透明
- (4) 浸蜡
- (5) 包埋
- (6) 切片
- (7) 烤片
- (8) HE 染色

子宫颈锥切标本的取材

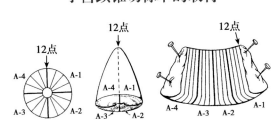

固 定

- 常用 12% 中性甲醛固定液配方

市售甲醛(40%)	120ml
D. W.	880ml
磷酸二氢钠	4g
磷酸氢二钠	13g

- 固定时间 4 小时以上,大标本应在 24 小时以上。

病 理 阅 片

建议每个实施单位,有 2 名病理医师阅片,如果诊断一致,确定诊断,如果不一致,应增加第 3 位医师阅片,对确实有争议的病例,可请上级专家阅片诊断。

子宫颈的解剖学

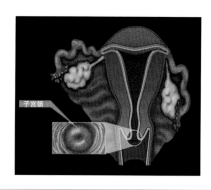

诊断名称及相关描述

- 阴性/炎症:正常宫颈黏膜、颈管内膜、慢性宫颈炎。
- 低级别鳞状上皮内病变(LSIL):湿疣病变、CIN1、轻度非典型性增生以及挖空细胞病(纯 HPV 感染)。
- 高级别鳞状上皮内病变(HSIL):CIN2(p16+)、CIN3、中度非典型增生、重度非典型增生及鳞状上皮原位癌。
- 鳞状上皮化生:包括不成熟化生。
- AIS:宫颈管内膜原位癌。
- 微小浸润癌:根据 2018 年 FIGO 建议,间质浸润深度<3~5mm(且不再评价病变宽度)的早期宫颈癌,须注明是鳞状细胞癌还是腺癌。
- 浸润癌:浸润深度及范围超过微小浸润癌的宫颈癌,需注明是鳞状细胞癌还是腺癌。
- 其他:上述内容之外的病理诊断,可具体注明诊断名称。

子宫颈的解剖学

- 子宫颈的上界,在大体上并不十分清楚,称为子宫颈内口(internalos),它是肌性的子宫体与纤维性的子宫颈交接处。
- 子宫颈向外的开口称为子宫颈外口(externalos)。未产妇女的子宫颈外口呈圆形,而经产妇女则呈横向裂隙状。这部分子宫颈分为前唇和后唇,前唇较后唇略短,且向下突起。
- 宫颈外口和内口之间的部分为子宫颈管,它含有纵形的黏膜嵴,黏膜部分称为宫颈管内膜(endocervix)。

子宫颈组织病理诊断
名称及相关描述

阴性/炎症:

- 正常黏膜。
- 鳞状上皮化生。
- 急慢性宫颈炎。
- 极轻微的细胞改变不足以诊断 SIL 病变。

正常子宫颈组织学(histology
in the normal cervix)

- 子宫颈外口(阴道部):主要被覆成熟的非角化性鳞状上皮。
- 子宫颈内口:主要被覆分泌黏液的单层柱状上皮。
- 交接区(移行区):宫颈鳞状上皮与柱状上皮相交接处。

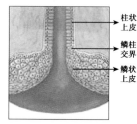

子宫颈的解剖学(anatomy
of the cervix)

- 子宫颈是子宫突入阴道的最下部分,通过子宫颈管将子宫与阴道相连。
- 子宫颈大致呈圆锥形,长约为 3cm,直径 2.5cm,经产妇女的子宫颈要较未育妇女的大,且形状更圆,子宫颈长度为 2.5~3cm。
- 子宫颈可以分为阴道上部(supravaginal portion)和阴道部(postio vaginalis,也称外宫颈部),前者位于阴道穹窿以上,后者突入阴道。

正常子宫颈组织学

- 子宫颈外口(阴道部):主要被覆成熟的非角化性鳞状上皮。
- 子宫颈内口:主要被覆分泌黏液的单层柱状上皮。
- 鳞柱交接:子宫颈鳞状上皮与柱状上皮相交接处。
- 转化区(移行区):子宫颈最初的鳞状柱状连接处与青春期后功能性鳞状柱状连接处之间的区域。

子宫颈阴道部组织学结构

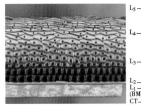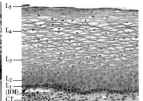

鳞状上皮化生（squamous metaplasia）

- 是指分泌黏液的柱状上皮被复层鳞状上皮局灶或广泛所替代。
- 第一种是有柱状上皮下的储备细胞增生和化生基础上发生的,这是真正意义上的鳞状上皮化生。
- 第二种是由外宫颈部成熟的鳞状上皮向宫颈管内膜生长的结果,称为"鳞状上皮形成"（squamous epithelization）。

子宫颈管柱状上皮的组织学及细胞学

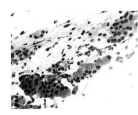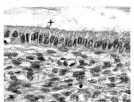

鳞状上皮化生（squamous metaplasia）

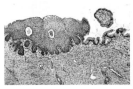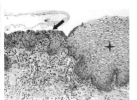

- 成熟鳞状上皮向宫颈内口生长（鳞状上皮形成）。
- 正常的鳞状上皮（红星）。
- 化生的鳞状上皮（绿星）。
- 颈管内膜细胞（蓝箭头）。

子宫颈生理性改变

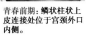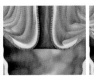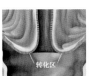

青春前期:**鳞状柱状上皮**连接处位于宫颈外口内侧。

青春期后:宫颈管内膜柱状上皮及其下方的隐窝向外伸展,处于宫颈阴道部。

移行区:宫颈最初的鳞状柱状连接处与青春后功能性鳞状柱状连接处之间的区域。

未成熟性鳞状上皮化生（immature squamous metaplasia）

- 组织学表现为化生的鳞状上皮表层仍完全或部分保留柱状上皮细胞。
- 黏液分泌逐渐退化,柱状上皮下方的细胞为类似鳞状上皮的多边形细胞,细胞核位于中央,核浆比例较高,细胞缺乏成熟性。
- 要与鳞状上皮内病变区别;不成熟鳞状上皮化生细胞极性仍保留,细胞核大小较为一致,核染色质较为细腻,一般不出现核分裂,即使出现也局限在基底层。

子宫颈移行带（转化区）

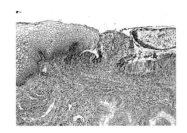

- 组织学特点:可以出现鳞状上皮化生。
- 几乎所有子宫颈鳞状细胞癌均开始于这一区域。

未成熟性鳞状上皮化生（immature squamous metaplasia）

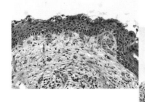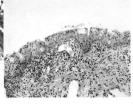

移行上皮化生（transitional metaplasia）

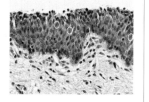

- 多见于老年妇女的外子宫颈部,常常伴有萎缩。
- 化生的上皮类似于泌尿道的移行上皮,由于其核质比例通常较高,易被误诊成 HSIL 病变。

肠上皮化生（intestinal metaplasia）

是一种少见的化生性病变,化生上皮中有明显的杯状细胞。

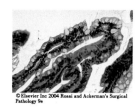

输卵管上皮化生（tubal metaplasia）

- 是指来自宫颈内膜的标本,含有正常输卵管纤毛上皮。
- 常见于子宫颈活检、锥切以及其他手术后,提示它是一种损伤后的异常分化。

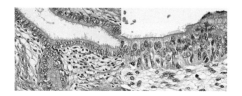

子宫颈炎症性病变

1. 慢性炎症
2. 急性炎症
3. 特殊感染
- 病毒感染:
（1）单纯疱疹病感染毒
（2）巨细胞病毒感染
- 衣原体
- 梅毒
- 结核
- 真菌

嗜酸性化生（oxyphilic metaplasia）

- 子宫颈腺体或黏膜表面出现单层立方形或多角形上皮细胞,胞质强嗜酸性,具有大的、深染的细胞核,并可有大小不等的核仁,也称为非典型嗜酸性化。
- 需要与子宫颈的腺上皮非典型增生以及原位腺癌相鉴别:嗜酸性化生一般为单层细胞,细胞核虽有一定的非典型性,但通常没有核分裂象。

慢性子宫颈炎（chronic cervicitis）

- 子宫颈黏膜间质单核细胞、淋巴细胞、浆细胞浸润。
- 表面被覆的腺上皮不同程度增生和鳞状上皮化生。
- 可伴发子宫颈糜烂、潴留囊肿、宫颈息肉等。

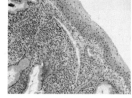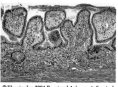

嗜酸性化生

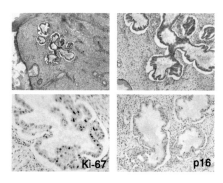

急性子宫颈炎（acute cervicitis）

- 子宫颈黏膜上皮变性、坏死、脱落,中性粒细胞浸润。
- 中性粒细胞可以浸润到黏膜内的腺体。
- 表面被覆的鳞状上皮可破坏脱落,间质中形成小脓肿。

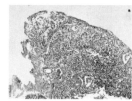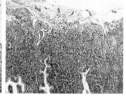

单纯疱疹病毒感染

- 病变的细胞核增大、胞质肿胀,溶解形成多核巨细胞。
- 多核细胞的细胞核相互不重叠,呈毛玻璃样外观。
- 有时有单个嗜酸性圆形包涵体,周围可有空晕。

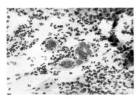 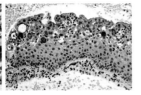

良性颈管黏膜

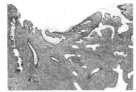 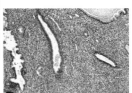

巨细胞病毒感染

- 最具特征性的是在子宫颈黏膜表皮细胞中可见大而有空晕的嗜酸性核内包涵体(核呈猫头鹰眼样),偶见胞质内包涵体。
- 间质中有淋巴细胞、浆细胞浸润,可有淋巴滤泡形成。
- 需与子宫颈原位腺癌相鉴别。

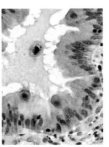

©2006 Elsevier Inc. Crum CP and Lee KR. *Diagnostic Gynecologic and Obstetric Pathology*

极轻微的细胞改变不足以诊断鳞状上皮内病变

一般指反应性上皮改变
- 大都有较为慢性炎症性病变及肉芽组织反应。
- 基底层细胞可以增生。
- 增生细胞核形态一致,没有或很少有细胞的多形性。
- 核染色质细腻,分布均匀,核仁明显,"牛眼"状,或巨型核仁。

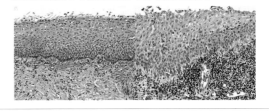

衣原体感染

- 以子宫颈管内膜隐窝处炎症最为明显,浸润的炎细胞以浆细胞最为显著。
- 淋巴滤泡生发中心形成是本病的特征之一,通常出现在表面黏膜下及腺隐窝周围。

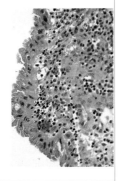

极轻微的细胞改变不足以诊断鳞状上皮内病变

雌激素水平降低和萎缩
- 子宫颈鳞状上皮变薄,中层细胞由于缺乏糖原使细胞变得拥挤。
- 几乎全部由副基底层细胞组成。
- 细胞核常见有轻度深染,大小和形状都一致。极向保留,基底层细胞保留整齐的栅栏状排列。
- 有些可以出现核周空晕,但较为一致。

结核性子宫颈炎

- 可见由朗汉斯巨细胞及上皮样细胞构成的肉芽肿,中心有时可见干酪坏死。
- 这种结核性肉芽肿周围有时可见大量淋巴细胞和浆细胞浸润,抗酸染色有时可找见阳性杆菌。
- 晚期可见各种增生性病变,显示子宫颈上皮的增生,甚至形成乳头。

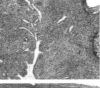 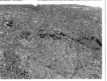

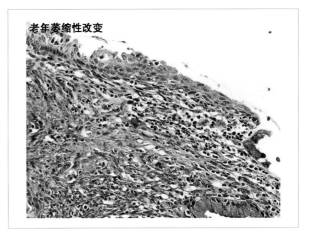

老年萎缩性改变

子宫颈组织病理诊断名称及相关描述

子宫颈鳞状上皮内病变

- 低级别鳞状上皮内病变（LSIL）：CIN 1，湿疣病变，轻度不典型增生，非典型挖空细胞（HPV 感染），上皮内瘤变 1 级。
- 高级别鳞状上皮内病变（HSIL）：CIN 2，CIN 3，中度不典型增生，重度不典型增生，鳞状上皮原位癌，上皮内瘤变 2 级，上皮内瘤变 3 级。

2014 年 WHO 女性生殖系统肿瘤分类（第四版）

将鳞状细胞肿瘤的前期病变命名为：鳞状上皮内病变（squamous intraepithelial lesions，SIL）

分为两级：

- 低级别鳞状上皮内病变，LSIL
- 高级别鳞状上皮内病变，HSIL

子宫颈鳞状上皮内病变命名

2003 年 WHO 女性生殖器官肿瘤分类统一命名为 Cervical intraepithelial neoplasia，CIN：

并根据病变的程度分为三级：CIN 1，2，3 级

- CIN 命名的优点：
1. 将非典型增生视为一种肿瘤性病变的过程。
2. 将重度非典型增生与原位癌为同一种病变的概念：CIN 3 级
- CIN 命名的缺点：
1. 将最轻度的非典型增生（CIN 1）也视为肿瘤性病变可能导致过度治疗。
2. CIN 2：病理诊断的一致性（Kappa 值）低（0.2）。

变更的原因（1）

- 2012 年 10 月在美国奥兰多召开的 CAP 会议，介绍了生殖道 HPV 感染相关性的鳞状上皮病变的命名计划（lower anogenital squamous terminology project，Last project）。
- 涉及下生殖道及肛管（宫颈、阴道、外阴、阴茎、阴囊、肛管及肛周）的 HPV 感染相关的鳞状上皮病变的新命名及修订内容。
- 如何选择生物学相关标记提高诊断的准确性及可重复性。

CIN 2

- CIN 2 就像 ASCUS：意义不明确。
- 观察者之间的差异性最大，Kappa 0.2。
- CIN 2：混合有低级别和高级别病变，具有组织病理学交接性特征。
- 提高诊断的一致性，限制分级数量。
- 使用生物标记物分流。

变更的原因（2）

- 临床处理子宫颈病变上，基本是采用 2 种方案，CIN 2 及以上病变进行治疗，CIN 1 观察随诊。
- 但是过多的 CIN 2 列入高级别病变，可能导致过治疗，特别是对于年轻患者。
- 两级分类能提高 Kappa 值 0.3~0.71，三级为 0.12~0.58。
- 使用 p16 可以上调或下调 CIN 2 病变，因而可以有效的进行 2 级分类系统。
- 可以与细胞学命名相对应：LSIL 和 HSIL。

CIN 2

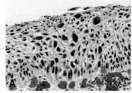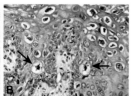

CIN 2 重复性差
- 仅有 43%，CIN 2→CIN 2
- 27% 提高级别为 CIN 3
- 29% 下调级别为 CIN 1

——Am J Clin Pathol，2007，127：805-815

子宫颈鳞状上皮内病变的命名变化

传统	2003 WHO 分类	2014 WHO 分类 LAST project
轻度非典增生	CIN 1	LSIL
中度非典型增生	CIN 2	HSIL
重度非典型增生	CIN 3	HSIL
原位癌	CIN 3	HSIL

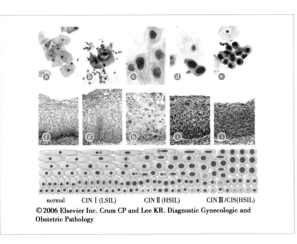

normal CIN I (LSIL) CIN II (HSIL) CIN III/CIS(HSIL)
©2006 Elsevier Inc. Crum CP and Lee KR. Diagnostic Gynecologic and Obstetric Pathology

低级别鳞状上皮内病变(LSIL)

- 组织发生:大多数 LSIL(80%~85%)由 HR HPV 引起,其他由 LR HPV,若出现 HPV 阴性的 LSIL,则应考虑是否与相似的非 HPV 感染病变混淆或 HPV 检测失败所致。
- LSIL 预后:若一年左右病变消退,则预后非常好,HPV 型别高度与进展为 ≥ HSIL 相关,主要是 HPV16 型,其他不良因素如老年、免疫缺陷、抽烟,部分资料显示 p16 阳性进展风险增加。
　　　　　　——2014 年 WHO 妇科肿瘤病理分类

鳞状上皮内病变病理组织学特征

1. 细胞核的异常
核质比↑,多形性↑,细胞极性不规则。
2. 核分裂活性
核分裂象数量↑,位置上移,出现异常核分裂象。
3. 分化程度
分化↓,分化性上皮↓。

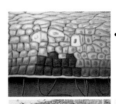
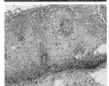
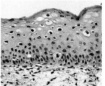

- LSIL:包括 HPV 感染所致的挖空细胞病变、扁平湿疣。
CINI:基底细胞增生和挖空细胞形成,上 2/3 层面为分化成熟细胞,细胞轻度异型,并主要位于下 1/3 层面,核分裂也出现在这一层面。

低级别鳞状上皮内病变(LSIL)

- 定义:显示 HPV 感染的临床和形态特征的鳞状上皮内病变,低级别病变意指未来发生癌的风险低。
- 同义词:CIN 1、鳞状上皮轻度不典型增生、扁平湿疣、挖空细胞病等。
- 流行病学:由 HPV 引起(80%的 20 岁±妇女和 5%的 50 岁±妇女可查到 HPV 感染),超过 40 种以上的 HPV 型别可以感染宫颈(主要 13~15 种 HRHPV 和 4~6 种 LRHPV)。
　　　　　　——2014 年 WHO 妇科肿瘤病理分类

鳞状上皮高度病变(HSIL)

- 定义:这种鳞状上皮内病变如果未进行处理将会有进展为浸润癌的危险。
- 同义词:CIN2、CIN3、鳞状上皮中度不典型增生、鳞状上皮重度不典型增生和原位癌(CIS)。
- 流行病学:发病年龄低于浸润癌约 20 岁,但流行病的危险因素相似。
- 变异型 HSIL
1. 薄层 HSIL:<10 细胞层;
2. 角化型 HSIL;
3. 乳头状鳞状细胞原位癌或非浸润性乳头状鳞状-移行细胞癌。
　　　　　　——2014 年 WHO 妇科肿瘤病理分类

低级别鳞状上皮内病变(LSIL)

- LSIL:表示 HPV 病毒颗粒感染宿主鳞状上皮之后的形态学改变,但形态改变并非预测 HPV 亚型,尽管有些资料显示 HPV16/18 型能更快的造成病变发展。
- 由于纯粹的 HPV 感染与 CIN 1(有时称为扁平湿疣)生物学特征相同,故鉴别两者的意义不大,LAST 推荐将这些病变都归类到 LSILs。
　　　　　　——2014 年 WHO 妇科肿瘤病理分类

高级别鳞状上皮内病变(HSIL)

- 组织发生:>90% HSIL 由 HR HPV 引起,HSIL 是由 LSIL 进展而来或最初即为 HSIL 存在争议,但 HSIL 被认为是克隆性增生。
- HSIL 预后:尚没有一种可靠的生物标记将需要治疗的 HSIL 与可安全随诊的 HSIL 区分开来,两者在临床和阴道镜也无法区分。
- 大多数患者通过治疗达到治愈,病变大小与能否完整切除相关,HSIL 是否累及切缘与预测复发相关,一般认为术后 12 个月检测 HPVDNA 能很好的预测复发和病变残留。
　　　　　　——2014 年 WHO 妇科肿瘤病理分类

HSIL:包括 CIN 2 和 CIN 3,分化成熟细胞减少,仅见于上 1/2~ 1/3 层面或完全缺如,细胞核的异型较 CIN 1 更为明显,核分裂象增多,出现在中层或表层,异常核分裂象常见。

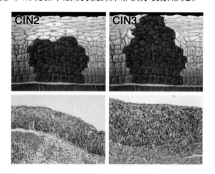

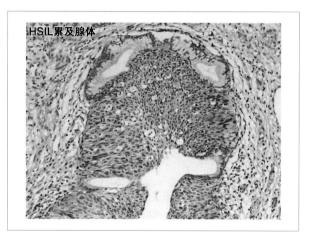

HSIL累及腺体

子宫颈鳞状上皮内病变的分子生物标记

* 评价 HPV 感染相关病变的分子标志。
* 蛋白标记还是基因水平?
* 如何应用?
* 用单一标记还是联合多个标记?
* 标记对于观察者之间有什么影响?
* 标记物对于临床处理的影响如何?

分子生物标记的筛选

* 可用于组织学标本。
* 帮助鉴别诊断。
* 提示患者的生物学行为。
* 比较常用,稳定,易于判读。

CAP/ASCCP 指南公认 p16 是唯一推荐的生物标记物

回顾并评估了与 HE 联用的分子标记物

– 2 291 篇文献

结论:"p16 是唯一有足够数据用于下生殖道样本的生物标记物"

(p16 is the only marker with sufficient data available to allow an analysis in lower anogenital tract specimens)

p16

* $p16^{INK4a}$:是一种细胞周期蛋白依赖性激酶抑制剂,参与细胞周期的调控。
* HPV 感染后,E7 阻止了 pRb 的活性,阻止了细胞周期循环,导致 p16 的过表达。

细胞周期停滞期

* 细胞周期是发生在一个细胞内通过有丝分裂导致其分裂和复制的一系列事件。

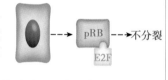

* 健康的鳞状上皮的基底和副基底层细胞大部分的时间处于细胞周期停滞期(不分裂)。
* 有丝分裂部分受视网膜母细胞瘤(pRB)蛋白复合物和 E2F 的调控。
  ➢ 两者相互作用时,使细胞处于停滞期。

细胞周期进展期

* 每隔几个星期激素发出信号细胞进入分裂。

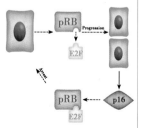

* 视网膜母细胞瘤蛋白(pRB)复合物与 E2F 分离导致细胞周期进程和有丝分裂。
* 接着有丝分裂,细胞低水平表达 p16 蛋白(数量太低以致 IHC 不能检测),这有利于 pRB 和 E2F 重新结合使细胞周期停滞。

HPV 感染

- HPV 感染后,病毒 DNA 被转染到基底细胞。
- 病毒在分化的细胞层中复制,并产生新的感染性颗粒。
- 绝大多数感染通常是短暂的(在 6~12 个月内)。

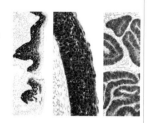

p16 组织学阳性

弥漫性染色模式:
- 子宫颈鳞状上皮基底和副基底层细胞层细胞(>1/3 层)的一种连续染色,有或没有表面细胞层细胞染色。
- 弥漫性染色切片判读为"阳性"。
- 腺体细胞的 p16 染色。

一过性的 HPV 感染

一过性的 HPV 感染不影响细胞周期调控机制。

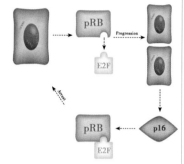

p16 组织学阴性

局灶性染色
- 无论是孤立的细胞染色或小的细胞簇,即以非连续的染色,特别是基底和副基底层细胞。
- 切片局灶性染色判读为"阴性"。
- 邻近腺细胞的单个细胞或一小簇可能会显示 p16 染色。

HPV 持续感染导致癌变

- 如果 HPV 感染不清除,它便开始产生病毒致癌蛋白 E7(通常 HR-HPV 基因型)。
- E7 削弱 pRB 的功能,扰乱转录因子 E2F 结合的能力,导致:
  - ➢ 不受控的细胞增殖
  - ➢ 通过 IHC 检测到 *p16* 基因的过表达

p16 组织学阴性

没有染色,判读为"阴性":
- 图 A 和 B 为子宫颈鳞状上皮组织标本。
- 图 C 为子宫颈腺体成分:腺上皮细胞 p16 染色阴性。

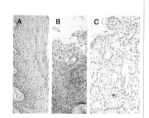

p16 免疫组化染色

- p16 阳性表现为:病变鳞状上皮基底层细胞核和细胞质染色连续强阳性(深棕色),并向上扩展到上皮厚度的 1/3 以上层面。
- 局灶及斑片状的核阳性染色可能为非特异染色,可见于反应性增生及化生的鳞状上皮、低级别病变(IN1,LSIL)。
- 仅有胞质阳性、散在、点状及单个细胞的阳性均为阴性。

p16

- 在高级别病变诊断中,p16 的表达与组织学诊断标准相似,但更为客观。
- 提高病理医生诊断的准确性。
- 更为准确的预测高级别病变的风险性。

推荐在以下情况下使用 p16

- 是 HSIL 还是一些类似的非肿瘤性病变，例如不成熟鳞化、萎缩、修复性上皮增生以及一些人工操作所致的假象。
- 有疑问的 CIN2。
- 有不同意见时。
- 细胞学或是 HPV 检测有高危病变可能性，但组织学没有发现明显病变时。

CIN2? -HSIL

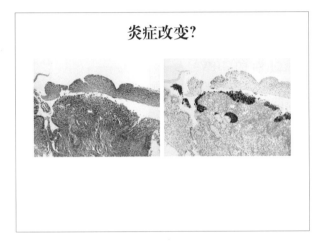

修复性非典

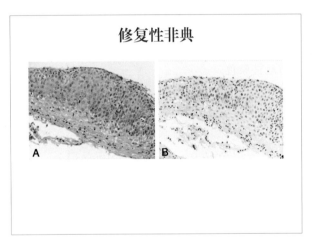

炎症改变？

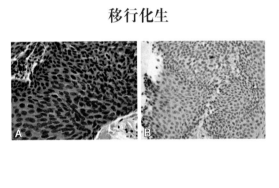

移行化生

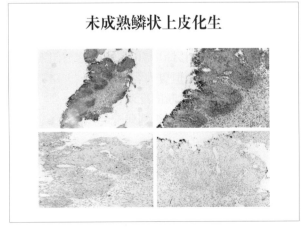

注 意

在以下情况下不推荐使用 p16：
- 鉴别低级别病变（CIN1）与阴性病变
  - 因为它既可以阳性也可以阴性。
- 组织学典型的 CIN1 病变
  - 因为没有充分的证据显示 CIN 1 级病例中；
  - p16 阳性或是阴性病例之间差异性；
  - 因为临床处理 CIN1 病变仍依据 H&E 染色诊断。

未成熟鳞状上皮化生

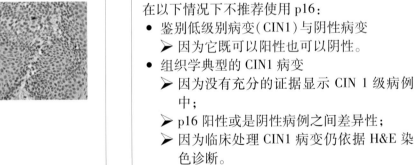

LSIL／CIN Ⅰ

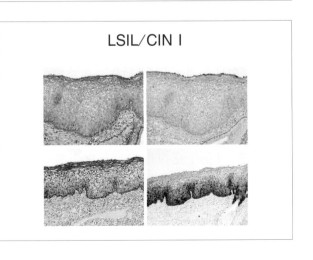

HPV 相关 SIL 新命名诊断中的注意事项

- 由于与 TBS 细胞学诊断同名,诊断时要标明是组织学标本。
- 在新命名转化过度期间,在使用 SIL,同时附加 IN 命名,如 HSIL(CIN3)。
- 在使用 p16 后原来的 CIN2 病变。
  - ➤ p16+→HSIL
  - ➤ p16-→有可能是:LSIL/不成熟鳞化/萎缩/修复性上皮增生
- 对于组织学明确的 CIN1 或 CIN3,可不使用 p16,直接诊断 LSIL 或 HSIL。

HPV 感染 SIL 命名变化后临床处理中的问题

SIL 分类后 HSIL(CIN2 与 CIN3)如何处理?"年轻女性"与其他已完成生育的中老年女性之间处理是否应有差别?
- ➤ 对于被定义为 HSIL 的 CIN2/p16+或 CIN3 的年轻女性预后情况尚缺乏直接数据。
- ➤ 大部分感染的年轻女性为新近感染:
①90%在 2～3 年内可被清除;
②HSIL 者在进展为癌之前经过了很长的潜伏期;
③25 岁以下浸润癌的发生率为 1.5/100 000(SEER)。

行 p16 染色后的处理

Last 项目的处理原则

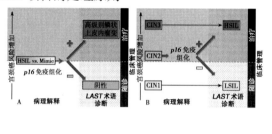

年轻女性鳞状上皮病变转归

有文献显示:年轻女性的 CIN2 病变更易消退。
- Guedes 等对 43 例平均年龄为 30 岁(18～67 岁)CIN2 患者进行为期 1 年的随访,发现 65%的病例消退为正常或 CIN1,持续为 CIN2 的比例为 11.6%,仅 5 例进展为 CIN3。
  　　——Anticancer Res,2010,30(6):2319-23.
- Moscicki 对 95 名年龄在 13~24 岁的 CIN2 患者随访 3 年,38%在一年转归至正常,3 年转归率为 68%,而在 1 年、2 年、3 年内的进展率仅分别为 2%、12%、15%。　　——Obstet Gynecol,2010,116:1373-1380.
- Moore K 和 CoferA 等对 52 例 CIN2 患者随访,发现 65%的≤21 岁的年轻女在 18 个月内自然消退至正常。　　——Obstet Gynecol,2007,197:141. e1-6.

新命名后组织学诊断后临床管理指南

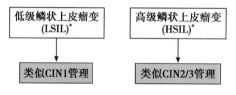

新命名后临床管理要点

- LSIL——按 CIN1 进行管理。
- LSIL(疑似 CIN2/p16 阴性)应每 6 个月接受 2 次细胞学检查或每 12 个月接受 1 次 HPV 检查。
- 大部分 HSIL 女性——按 CIN2/3 进行管理。
- 年轻 HSIL 女性
1. 如果 HSIL 每 6 个月接受一次细胞学检查和阴道镜检查;
2. 如果持续 24 个月应接受治疗;
3. 如果阴道镜检查结果不满意应接受治疗;
4. 如果阴道镜下病变变大或更加严重应接受治疗;
　　——Waxman AG,Chelmow D,Darragh TM,et al. Obstet Gynecol,2012,120(6):1465-1471.

HPV 感染 SIL 命名变化后临床处理中的问题

- 按照新分类 CIN2,CIN3 归入 HSIL 后,是否会有更多的病变归入 HSIL?
  - ➤ CIN2+p16+=HSIL
- p16 阳性的 CIN1 如何处理?
  - ➤ CIN1+p16+=LSIL

子宫颈组织病理诊断名称及相关描述

AIS:宫颈管内膜原位腺癌。

子宫颈腺癌的前驱病变的命名
（precursors of glandular tumours）

2003 年版 WHO 分类将子宫颈腺癌前驱病变的分类及命名：
- 腺体异型增生（glandular dysplasia）是指子宫颈表层黏膜及腺体的细胞中等程度的增大，核深染，轻度复层，偶见分裂象。

注意：与腺体非典型增生（glandular atypia）区别
- 子宫颈原位腺癌（adenocarcinoma in situ）是指在子宫颈表层黏膜及腺体出现细胞学恶性的上皮，并不伴有间质浸润。

子宫颈腺癌的前驱病变的命名
（precursors of glandular tumours）

对于轻度核异型，有少量核分裂象或凋亡，但不足以诊断 AIS 病变时
- ➤ 可加染 p16、Ki-67 以及 ER、PR。
- ➤ 如果 p16+，Ki-67 高增生指数，ER，PR 缺失，认为是形态不完全的 AIS/HG-CGIN。

子宫颈腺癌的前驱病变的命名
（precursors of glandular tumours）

在欧洲等将其命名为：子宫颈腺上皮内肿瘤（cervical glandular intraepithelial neoplasia，CGIN），并有二级及三级：
- 低度 CGIN（腺体异型增生，GD）：腺体细胞核增大，变长，核染色加深，出现核分裂象。
- 高度 CGIN（原位腺癌，AIS）：细胞核排列紊乱，核分裂像多见，出现病理性核分裂。
- 三级 CGIN：分为 Ⅰ、Ⅱ、Ⅲ级。

子宫颈腺癌的癌前期
病变命名术语

CGIN（三级）	CGIN（二级）	2003 WHO 分类	2014 WHO 分类
CGIN Ⅰ级	低级别 CGN	宫颈内膜腺体异型增生（EGD）	
CGIN Ⅱ级	高级别 CGIN	原位腺癌（AIS）	原位腺癌（AIS）高级别 CGIN
CGIN Ⅲ级			

子宫颈腺癌的前驱病变的命名
（precursors of glandular tumours）

2014 版 WHO 分类子宫颈腺癌前驱病变命名：
- 将原位腺癌（adenocarcinoma in situ，AIS），同义名称高级别子宫颈腺上皮内瘤变（HG-CGIN）命名为子宫颈腺性肿瘤前驱病变。
- 定义：是一种腺上皮呈现恶性表现的上皮内病变，如果不治疗，具有明显进展为浸润性腺癌的风险。

AIS/HG-CGIN 的病理诊断

- 诊断时主要从以下几个方面的组织学及细胞学改变综合评估：
- 腺体的拥挤程度、分枝状况、是否出芽、是否有乳头状突起以及是否出现筛状结构。
- 细胞核是否呈复层、极向是否丢失、细胞核增大的程度、分裂象的多少、异型程度、细胞凋亡以及胞质内的黏液丢失情况。

子宫颈腺癌的前驱病变的命名
（precursors of glandular tumours）

2014 年 WHO 在讨论 AIS 时提到，由于 EGD 或 LG-CGIN 标准难以定义，诊断重复性差。
1. 对于 LG-CGIN 有时会描述为轻度核异型等。
2. 而且其与炎症等所致的非典型增生区别困难，对其意义不太明确，没有临床处理的规范。

AIS/HG-CGIN 的诊断标准

结构方面：
1. 正常腺体结构保存，（偶尔可出现轻微的腺内乳头及筛状结构）。
2. 病变细胞部分或完全累及宫颈腺体。
3. 与正常腺上皮间有突然转化。
4. 病变腺体没有引起周围间质的反应。

AIS/HG-CGIN 的病理诊断

细胞学方面：

1. 不同程度的胞质中黏液减少,极少数可出现丰富黏液。
2. 细胞排列复层,拥挤,细胞核增大,深染。
3. 可以见到不太明显或小的单个或多个核仁。
4. 出现核分裂象,特别是在腺体顶部。
5. 出现凋亡小体。

AIS/HG-CGIN

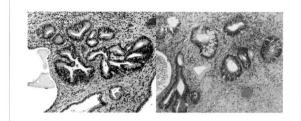

子宫颈 AIS/HG-CGIN 的组织学表现

特征	出现的比例
有丝分裂(mitoses)	100%
凋亡(apoptosis)	100%
外生芽孢(exophytic buds)	56%
筛状(cribriform pattern)	39%
乳头状(papillae)	14%
正常结构(normal architecture)	14%

Jaworski et al. Cancer,1988,61:1171

AIS/HG-CGIN 的亚型

- 子宫颈内膜型(普通型)。
- 肠型。
- 子宫内膜样型。
- 输卵管型。
- 产生黏液的复层上皮内病变。
- 腺鳞型。

AIS/HG-CGIN

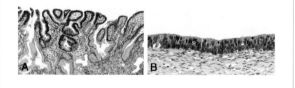

AIS/HG-CGIN 的亚型

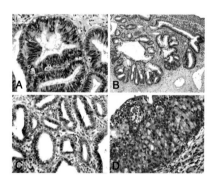

AIS/HG-CGIN

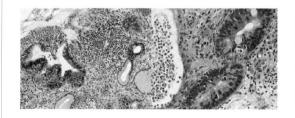

产生黏液的复层上皮内病变

(stratified mucin-producing intraepithelial lesion,SMILE)

- 是一种癌前病变,2003 版 WHO 并未包括在内,但在 2014 版 WHO 中将其归入 AIS 的变异亚型。
- 常出现在 HSIL 或 AIS/HG-CGIN 病变中,有时也可见于浸润性鳞状细胞癌或腺癌周围。
- 可能是一种于储备细胞的高度异型增生的表现。
- 有人认为是原位型的腺鳞癌。
- 单独出现,或是伴有 SIL 病变时,不应被忽视,临床处理上应该按照来 AIS 处理。
- 要与不成熟鳞状化生鉴别。

产生黏液的复层上皮内病变
（stratified mucin-producing intraepithelial lesion, SMILE）

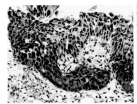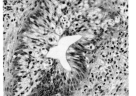

Histopathology
Volume 62, Issue 1, pages 138-160, 8 NOV 2012 DOI: 10.1111/his.12012

子宫颈腺上皮癌前病变的生物学标记

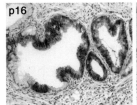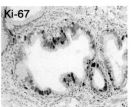

AIS/HG-CGIN 生物学标记

- 一些子宫颈良性腺上皮病变，可能在 HE 常规染色中与 AIS 混淆。
- 免疫组织化学染色可以帮助诊断。但目前尚无一种特异性的标记物来确定诊断。
- 较为可靠的做法是选用一组标记，并结合临床以及 H&E 染色片的组织形态，综合判断。

需与原位腺癌鉴别的病变

- 隧道样腺丛。
- 微腺性增生。
- A-S 改变。
- 中肾管残件及中肾管增生。
- 纤毛细胞（卵管）化生。
- 肠上皮化生。
- 子宫内膜异位症等。

免疫组化染色在腺上皮癌前病变诊断中的应用

p16
- 不仅见于鳞状上皮，也见于腺上皮。已有研究报告在 GD 或 AIS 时，p16 常呈弥漫强阳性表达。
- 但值得注意的是输卵管-子宫内膜样化生可以有局灶，甚至弥漫的 p16 阳性表达，故单独应用 p16 对于鉴别诊断上述病变的意义不大，需联合 Ki-67 激素受体、bcl-2 以及 Vimentin 可能具有一定帮助。

抗体	AIS/HG-CGIN	输卵管化生以及子宫内膜异位症
p16	弥漫+	局灶或弥漫+
BCL-2	-/弱+	弥漫+
Vimentin	-/弱+	弥漫+
Ki-67	较高	较低
ER/PR	常-，尤为 PR	常+

隧道样腺丛（tunnel clusters）

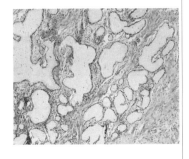

- 又称隧道腺丛状增生，是一种常见的子宫颈腺体增生性病变，常发生在 30 岁以上的妇女。
- 呈叶状分布的宫颈管腺腔，腺管排列紧密，管腔扩张，腔内含有浓稠的分泌物，由单层扁平上皮构成。

p16 在 AIS 中的表达

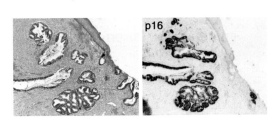

弥漫层状子宫颈腺体增生（diffuse laminar endocervical glandular hyperplasia）

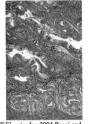

- 是一种少见的良性病变，好发于 20~40 岁妇女。
- 子宫颈内膜 1/3 区域中出现分布均匀、中等大小、分化良好的子宫颈内膜腺体。增生腺体与其下方的间质的分界清楚。

©Elsevier Inc 2004 Rosai and Ackerman's Surgical Pathology 9e

微小腺体增生（microglandu-lar hyperplasia）

- 也有称为微腺体腺病，是一种良性病变，因其腺体排列复杂，常易与腺癌混淆。
- 大体上，病变常呈息肉状突入宫颈管。
- 显微镜下，病变由非常多的小而密集排列的腺腔构成，腺腔被覆规则的扁平或矮立方上皮，细胞核均匀一致，可见细胞内或细胞外空泡，可以有一定的异型性，偶见核分裂。
- 有时病变可呈实性或乳头状结构。

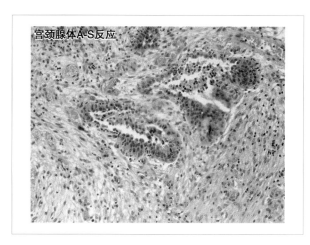

宫颈腺体A-S反应

微小腺体增生（microgland-ular hyperplasia）

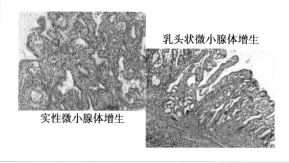

乳头状微小腺体增生

实性微小腺体增生

中肾管残留及中肾管增生

- 常常出现在子宫颈管内口水平进入宫颈侧壁，可位于深层的平滑肌组织中。
- 组织学特征是在中肾管腔中有 PAS 染色阳性的嗜酸性物质。

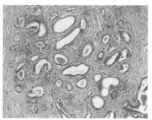

小叶状子宫颈内膜腺体增生

小到中等大小的黏液腺体，围绕在一个较大的腺体周围，腺体被覆的是具有良性表现的宫颈内膜性的柱状黏液上皮。

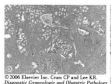
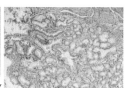

© 2006 Elsevier Inc. Crum CP and Lee KR.
Diagnostic Gynecologic and Obstetric Pathology.

子宫内膜异位（endometriosis）

病变常局限在子宫颈管壁的浅层 1/3 之内，最常出现在表层黏膜上皮下方。腺体周围可见子宫内膜间质成分。

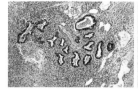
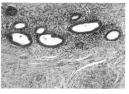

Arias-Stella 反应

- 大约在 10% 的妊娠子宫的宫颈腺体中可以出现 Arias-Stella 反应。
- 病变可以仅见于 1~2 个腺体，也可广泛累及宫颈内膜腺体。
- 组织学上 Arias-Stella 反应的细胞可以增大、出现空泡状或嗜酸性胞质，甚至有些细胞出现多形性，但一般很少见核分裂象，并且也不出现间质反应。

子宫颈组织病理诊断名称及相关描述

微小浸润癌（包括鳞状细胞癌和腺癌）：

- 根据最新 2018 年 FIGO 标准：浸润间质深度 3~5mm，不再评价横向扩展范围（如 7mm 以内）。

子宫颈微小浸润癌（cervical microinvasive carcinoma）

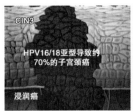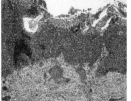

子宫颈微小浸润癌（cervical microinvasive carcinoma）

浸润深度的测量：采用显微镜测微尺

- 浸润病灶从宫颈黏膜表层 CIN 病变发生，从 CIN 病变的基底膜处开始，向下测量基底膜距离实际浸润病灶最深处之间的垂直距离。
- 浸润病灶从 CIN 累及的腺体发生的，测量浸润病灶最深处与病变腺体基底膜之间的距离。

子宫颈微小浸润癌（cervical microinvasive carcinoma）

芽状浸润：

- 是可以辨认的最早的浸润癌。
- 是从子宫颈上皮内肿瘤的病变基底部发出的癌细胞巢，像出芽一样，突破基底膜，浸润间质。

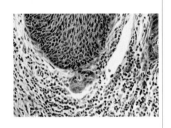

微小浸润性鳞状细胞癌的测量

- 浸润病灶仅出现在 SIL 累及腺体的周围，并不与表面 SIL 病变以及 SIL 累及腺体相连接，测量则从距离浸润病灶最近的腺体基底膜到浸润的最深点。
- 浸润病灶的表面上皮没有 SIL 病变或是表面上皮糜烂消失，则从正常上皮的基底膜开始测量，或是从糜烂的表层开始测量。
- 当出现多灶微小浸润病变时，应测量浸润病变的最深处。

子宫颈微小浸润癌（cervical microinvasive carcinoma）

迷芽状浸润：

- 小的浸润性癌细胞巢脱离基底膜散在分布在间质中。
- 浸润深度大多在 1~2mm 以内。

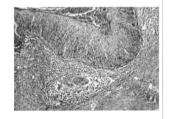

微小浸润性鳞状细胞癌的测量

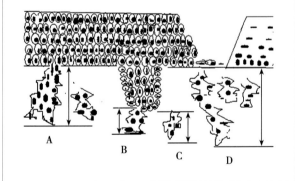

子宫颈微小浸润癌（cervical microinvasive carcinoma）

舌状浸润：

- 浸润灶增大、变宽，并逐渐相互融合呈"舌状"。
- 生物学行为更具侵袭性。

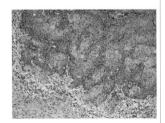

微小浸润性鳞状细胞癌的测量

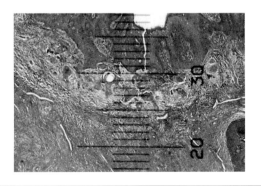

微小浸润性癌的诊断

- 必须强调的是浅表浸润癌是病理组织学诊断,只有锥切标本及其以上类型的标本中方可做出。
- 对于子宫颈活检标本中不做浅表浸润癌诊断,由于取材的局限性,往往容易低估浸润的深度。

微小浸润型腺癌

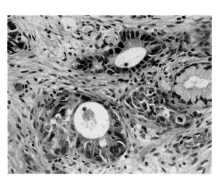

需与微小浸润性鳞状细胞癌鉴别的病变

- 炎症病变。
- HSIL(CIN Ⅲ 级)病变累及腺体。
- 活检或者锥切后的改变。
- 蜕膜及胎盘部位结节。

子宫颈微小浸润腺癌

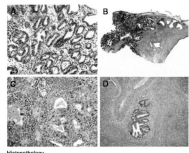

Histopathology
Volume 62,Issue 1,pages 138-160,8 NOV 2012 DOI: 10.1111/his.12012

微小浸润鳞状细胞癌的鉴别诊断

主要是与 HSIL 累及腺体鉴别:
- 受累的腺体通常呈圆形或卵圆形,边缘光滑,周围为正常间质。
- 浸润癌边缘粗糙,并伴有间质纤维组织增生。
- 病变较广泛时,出现浸润的可能性很大。

子宫颈微小浸润性腺癌

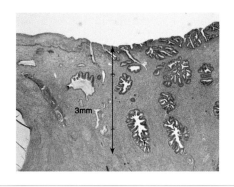

微小浸润型腺癌

- 与 AIS 相比:腺体的分布更加密集、形状更不规则,乳头及筛状结构更为多见,局灶可以出现融合,腺体扩散到正常腺体不应该出现的部位。
- 寻找出芽病变来诊断早期浸润性腺癌是困难的,而是要更多关注腺体的结构,当出现不规则的筛状、乳头状以及相对实性的巢状结构时,要考虑是否有浸润。

微小浸润癌的病理报告形式

- LEEP 切除术以上类型标本。
- 浸润深度,宽度。
- 浸润类型。
- 有无淋巴管血管侵犯。
- 周围黏膜病变,有无累及腺体病变。
- 切缘情况。

子宫颈组织病理诊断名称及相关描述

子宫颈浸润癌(包括鳞状细胞癌和腺癌):

- 浸润深度及范围超过微小浸润癌的子宫颈癌,须注明是鳞状细胞癌还是腺癌。
- 具体诊断分类命名及形态学表现按照 WHO 诊断标准进行。

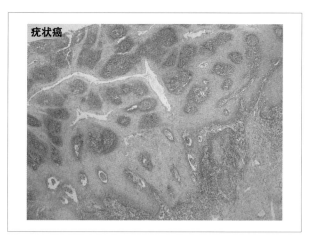
疣状癌

2014 年 WHO 子宫颈鳞癌分类

- 角化型(keratinizing)
- 非角化型(non-keratinizing)
- 乳头状(papillary)
- 基底样(basaloid)
- 湿疣状(warty)
- 疣状(verrucous)
- 鳞状移行细胞性(squamotransitional)
- 淋巴上皮样(lymphoepithelioma-like)

2014 年 WHO 子宫颈腺癌分类

- 子宫颈内膜型:占子宫颈腺癌的 90%,高表达 p16 和 Ki-67,也表达 ProExC(McM2 和 Top Ⅱ A)。
- 黏液腺癌(非特殊型)。
- 黏液腺癌(特殊型)
  - 胃型:占子宫颈腺癌 25%(日本研究),呈胃型上皮分化,包括微偏腺癌(恶性腺瘤)占子宫颈腺癌 1%,是相似于正常子宫颈腺体的高分化粘液腺癌。浸润深度是诊断关键,活检不易诊断。部分可与 P-J 综合征有关;
  - 肠型:类似于大肠癌,常见杯状细胞,有时还能见到内分泌细胞和潘氏细胞;
  - 印戒细胞型:较罕见,需与转移癌鉴别。

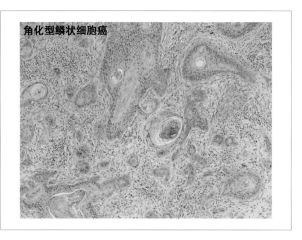
角化型鳞状细胞癌

2014 年 WHO 子宫颈腺癌分类

- 绒毛管状腺癌:外生性病变,与结直肠绒毛管状腺瘤相似,预后好。
- 宫内膜样癌:占子宫颈腺癌 5%。相似宫体子宫内膜样腺癌,但鳞化不常见,需注意与子宫内膜腺癌累及子宫颈鉴别。
- 透明细胞癌:少见,主要由透明细胞和鞋钉样细胞构成,呈实性、腺管或乳头状排列,类似于卵巢、子宫内膜和阴道同类肿瘤。

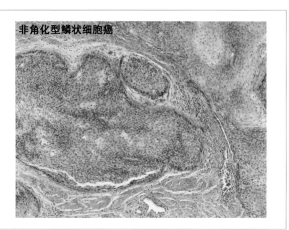
非角化型鳞状细胞癌

2014 年 WHO 子宫颈腺癌分类

- 浆液性癌:少见,相似卵巢浆液癌,要排除卵巢、子宫、腹膜后原发方可诊断。
- 中肾管腺癌:来自中肾管残余,为被覆立方上皮的小腺管或宫内膜样腺管,免疫组化有助于诊断:CR、Vim、CD10、PAX-8、TTF-1 +,ER/PR、CEA -。
- 混合性腺癌——神经内分泌癌:宫颈类癌、非典型类癌罕见,而腺癌合并小细胞癌比大细胞癌更常见。

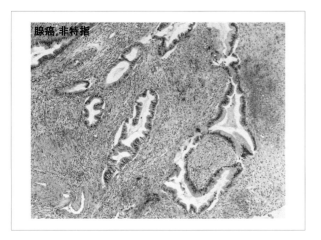
腺癌,非特指

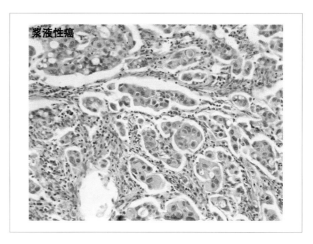
浆液性癌

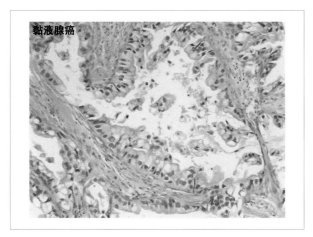
黏液腺癌

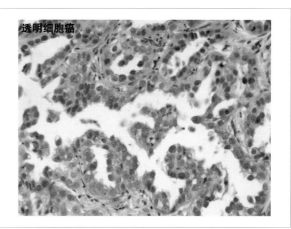
透明细胞癌

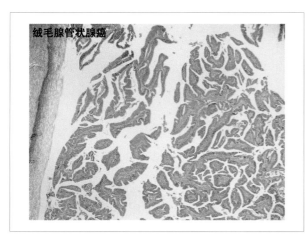
绒毛腺管状腺癌

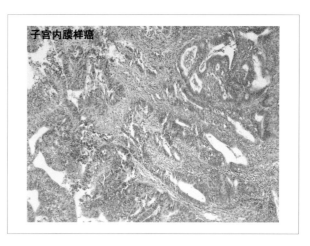
子宫内膜样癌

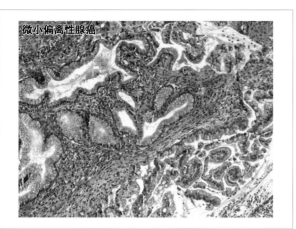
微小偏离性腺癌

子宫颈组织病理诊断名称及相关描述

其他：
上述病理诊断内容不能涵盖的病变,如淋巴瘤、间叶肿瘤、转移癌等。

子宫颈病理诊断报告单

病理诊断结果							
切片编号	1	2	3	4	5	6	7
病理诊断	LSIL（CIN 1）	HSIL（CIN 2）	炎症	炎症	良性颈管黏膜		

注：诊断名称及相关描述：

综合诊断报告意见：HSIL（CIN 2）

报告医生：_____ 报告日期：___年___月___日

组织病理学检查质控

抽查 10% 的病理切片，由专家进行复核，诊断结果符合率达到 90%。

（本教材部分图片取自国际癌症研究会子宫颈癌培训网站）

子宫颈癌检查汇总表

病理检查（人数）								
实查	阴性/炎症	LSIL CIN 1	HSIL CIN 2	HSIL CIN 3	AIS	微小浸润癌	浸润癌	其他
33	34	35	36	37	38	39	40	41
150	100	15	10	10	1	4(鳞癌)	6(5 鳞癌 1 腺癌)	5

第二部分

培训计划与教学大纲

第一章 课程概述

一、培训对象

医疗保健机构中从事子宫颈癌防控工作的专业技术人员。培训对象应包括:子宫颈病变、子宫颈细胞学和病理学医生及妇幼保健管理人员。

二、课程设置特点

1. 理论讲座、见习/实习/阅片与考试相结合,使学员有更多的时间与教师和同行交流,重点解决实际工作中的问题。

2. 要求教师除了准备理论授课内容外,也要准备足够的教学所需的临床病例、阴道镜图片及细胞学涂片和组织病理学切片。并对每一位学员进行考核,做出是否有资格参与此项工作的评估。

3. 由于有大量的见习/实习/阅片与考试课程,所以培训班的人数不宜过多。

4. 本教程还包括了培训计划和教学大纲,对于不同专业组各部分内容掌握程度和教学实践提出了要求,并提供了教案模板。

5. 本教程根据培训内容和专业组的特点,课程安排时间是不同的,子宫颈病变组 60 学时,而组织病理学和子宫颈细胞学组各 30 学时,这是最低限度的时间安排。

三、各专业组教学大纲概览

子宫颈病变组

形式	方法	教具
理论授课(30学时)	幻灯,病例讨论,图片,讲课	投影仪
见习/实习(26学时)	示教,病例讨论	多媒体、阴道镜、LEEP、物理治疗设备、随访表格
考核(4学时)	理论考试、病例分析和阴道镜操作	试卷,阴道镜

目的和内容

1. 熟悉子宫颈癌综合防控策略的内容和重要性。

2. 熟悉子宫颈癌一级预防内容包括健康教育和 HPV 疫苗等。

3. 熟悉子宫颈癌筛查及早诊早治的重要性。

4. 掌握女性生殖系统的解剖、生理及子宫颈组织学构成,了解宫颈病理学特点。

5. 熟悉 HR-HPV 检测临床应用。

6. 掌握子宫颈浸润癌的病因、自然病程、诊断流程。

7. 掌握子宫颈癌筛查策略及筛查异常的管理流程,熟悉 TBS 诊断系统。

8. 掌握阴道镜检查的适应证及阴道镜检查操作步骤。

9. 掌握阴道镜的评估技能。

10. 了解子宫颈病变的临床病理。

11. 掌握宫颈癌前病变的规范化治疗及随访方案。

12. 掌握生殖道感染性疾病规范化诊断及处理。

13. 熟悉子宫颈浸润癌的处理原则。

理论授课(30 学时)

(1) 基础知识

1) 子宫颈癌的综合防治概述(1 学时)。

2) 子宫颈癌一级预防策略和内容(1 学时)。

3) 子宫颈的解剖学、组织病理学及其临床意义(2 学时)。

4) 子宫颈癌筛查异常者的处理(2 学时)。

5) 子宫颈/阴道细胞学的 TBS 诊断系统及典型病例讨论(4 学时)。

(2) 阴道镜操作和应用

1）子宫颈病变的阴道镜诊断及典型病例讨论（8 学时）。

2）子宫颈组织病理学（2 学时）。

（3）生殖道感染、CIN 和宫颈癌的规范化处理

1）组织学确诊的子宫颈癌前病变的规范化管理及典型病例讨论（6 学时）。

2）生殖道感染性疾病的诊断和规范治疗（2 学时）。

3）宫颈浸润癌的处理原则（2 学时）。

见习（14 学时）

- 见习一（2 学时）：

通过病例总结阴道镜在筛查异常者管理中的作用，掌握阴道镜检查的目的、适应证及禁忌证、熟悉阴道镜的操作流程

- 见习二（2 学时）：

1. 目的：掌握阴道镜下评估转化区的重要性，掌握阴道镜下正常、异常转化区的评估。

2. 由带教老师完成 8～10 例患者的阴道镜操作。

- 见习三（2 学时）：

1. 目的：掌握阴道镜下异常转化区的评估。

2. 由带教老师完成 8～10 例患者的阴道镜操作。

- 见习四（2 学时）：

1. 目的：掌握阴道镜下可疑浸润癌的评估。

2. 由带教老师完成 8～10 例患者的阴道镜操作。

- 见习五：（2 学时）：

1. 目的：掌握筛查低级别异常者的管理。

2. 由带教老师完成 8~10 例患者的阴道镜操作。

- 见习六（2 学时）：

1. 目的：掌握筛查低级别异常者的管理。

2. 由带教老师完成 8～10 例患者的阴道镜操作。

- 见习七（2 学时）：

1. 目的：掌握筛查腺上皮异常者的管理。

2. 由带教老师完成 8～10 例患者的阴道镜操作。

实习（6 学时）

1. 目的：掌握阴道镜的操作、转化区的评估、阴道镜下病变的评估及分级、活检方法的选择及操作训练、阴道镜检查后的处理原则等。

2. 在带教老师的指导下每一学员独立完成

3~5 例的阴道镜操作。

组织学确诊的子宫颈癌前病变的治疗（见/实习 6 学时）

1. 目的：掌握组织学确诊的子宫颈癌前病变的治疗原则、治疗方法的选择及围治疗期的处理。

2. 由带教老师带领完成手术前患者准备；阴道镜操作确定转化区类型、病变范围、病变大小、有无向颈管内延伸等再次确定治疗方法。见习子宫颈物理治疗 2～5 例，LEEP 10～20 例，CKC 1～2 例，掌握操作步骤、注意事项、止血方法；术后切除标本的处理、注意事项的交待、下次就诊的安排等。

3. 由带教老师指导学员在模体上练习子宫颈物理治疗及切除性治疗（LEEP、CKC）。

考核（4 学时）

1. 笔试：理论考核及病例分析。

2. 操作考核：每一学员独立进行 1～2 例阴道镜操作/模拟操作，完成阴道镜评估及下一步处理。

子宫颈细胞学组

形式	方法	教具
理论授课（6 学时）	幻灯，图片，讲课	投影仪
见习/实习（20 学时）	制片，阅片、病例讨论	制片工具、多头/单头显微镜
考核（4 学时）	理论考试和阅片	试卷，显微镜

目的和内容

1. 掌握子宫颈细胞学标本取材、制片、固定技术。

2. 掌握巴氏染液的配制及染色方法。

3. 掌握涂片封固及储存方法。

4. 掌握 TBS 报告系统内容及其临床应用。

5. 掌握细胞学质控措施。

6. 熟悉异常子宫颈涂片的管理（临床意义、如何建议临床随访及处理）。

理论授课（6 学时）

1. 子宫颈/阴道细胞学基本知识。

2. 子宫颈细胞学制片、固定、巴氏染色、封片及标本储存和涂片质量控制。

3. 子宫颈/阴道细胞学的 TBS 报告系统内容、临床应用及阅片质量控制。

见习/实习(20 学时)

1. 制片(传统涂片是妇科制作)、染色、封片及标本储存示教 2 学时。
2. 实习:阅片 18 学时。

考核(4 学时)

1. 实际阅片 3 学时。
2. 笔试 1 学时。

子宫颈组织病理学组

形式	方法	教具
理论授课(9 学时)	幻灯,图片,讲课	投影仪
示教阅片(3 学时)	阅片、病例讨论	多头/单头显微镜
实践操作(12 学时)	取材,阅片、病例讨论	取材工具、多头/单头显微镜
观摩标本制作,切片和染色(4 学时)	制片、切片和染色	标本制作,切片和染色材料
考核(2 学时)	理论考试和阅片	试卷,显微镜

目的和内容

1. 掌握女性生殖系统解剖及生理特点,特别是子宫颈解剖和组织学特点。
2. 了解子宫颈癌的发病模式,HPV 病毒在其中的作用机制,宫颈鳞状上皮内病变(SIL/CIN)临床转归特点。
3. 了解子宫颈癌的临床发病、预后相关因素,当前诊疗常规与治疗原则。
4. 熟悉并掌握子宫颈鳞状上皮内病变(SIL/CIN)和子宫颈鳞状细胞癌的组织学特点和病理诊断要点。
5. 熟悉子宫颈高级别宫颈腺上皮病变(HG-CGIN)/原位腺癌(AIS),浸润性腺癌的组织学改变和诊断要点以及鉴别诊断。
6. 熟悉子宫颈微小浸润癌的定义和形态学特征,了解如何正确测量病变范围。
7. 熟悉免疫组化标记物在子宫颈癌和癌前病变诊断中的价值。
8. 熟悉并掌握子宫颈锥切标本的规范化取材和病理报告的模式。知道 LEEP 手术造成的人工现象和制片中的人工现象可能影响病理评估的客观与准确性,及应对策略。
9. 熟悉并掌握子宫颈癌根治手术标本的规范取材和病理报告模式。
10. 了解女性下生殖道常见非肿瘤性疾病的病理学。
11. 了解对子宫颈细胞学筛查技术及 TBS 诊断系统及当前筛查指导策略和常用标记物,如 HPV 检测、p16 等检测技术。

理论授课(9 学时)

1. 正常子宫颈解剖与组织学(0.5 学时)。
2. 子宫颈癌及癌前病变的发病机制,WHO 第四版子宫颈鳞状上皮前期病变的命名和分级体系,病理诊断标准及相关鉴别诊断(1 学时)。
3. 子宫颈浸润性鳞状细胞癌,包括微小浸润癌的定义,形态学特点及正确测量病变范围;临床处理原则,预后相关因素(0.5 学时)。
4. 子宫颈 HG-CGIN/原位腺癌,早期浸润腺癌的定义及形态学特征、鉴别诊断要点;浸润性腺癌的组织类型及形态学特征;子宫颈腺性病变的临床处理原则,预后相关因素(1 学时)。
5. 女性下生殖道其他常见疾病病理学(0.5 学时)。
6. 子宫颈活检、锥切标本以及子宫颈癌根治标本的组织固定、大体描述、标本取材原则、组织块处理及切片染色流程,病理报告模式(0.5 学时)。
7. 子宫颈细胞学涂片及染色技术(1 学时)。
8. 子宫颈细胞学 TBS 诊断系统及当前筛查指导策略和常用标记物,如 HPV 检测而推荐检测技术等(包含在细胞学培训内容中,4 学时)。

示教阅片(3 学时)

各种典型子宫颈病变切片示教。

实践操作(12 学时)

在老师指导下,参与组织标本取材,组织学诊断。

见习(4 学时)

观摩细胞学涂片制作、染色过程;常规组织病理标本制作、切片及染色过程;免疫组化染色过程。

考核(2 学时)

1. 笔试。
2. 阅片。

第二章　子宫颈癌综合防控技术培训计划和教学大纲

一、目的和内容

1. 熟悉子宫颈癌综合防控策略的内容和重要性。

2. 熟悉子宫颈癌一级预防内容包括健康教育和 HPV 疫苗等。

3. 熟悉子宫颈癌筛查以及早诊早治的重要性。

4. 掌握女性生殖系统的解剖、生理及子宫颈组织学构成，了解子宫颈病理学特点。

5. 熟悉 HR-HPV 检测临床应用。

6. 掌握子宫颈浸润癌的病因、自然病程、诊断流程。

7. 掌握子宫颈癌筛查策略及筛查异常的管理流程，熟悉 TBS 诊断系统。

8. 掌握阴道镜检查的适应证以及阴道镜检查操作步骤。

9. 掌握阴道镜的评估技能。

10. 了解子宫颈病变的临床病理。

11. 掌握子宫颈癌前病变的规范化治疗及随访方案。

12. 掌握生殖道感染性疾病规范化诊断及处理。

13. 熟悉子宫颈浸润癌的处理原则。

二、师资要求

1. 具有执业医师资格，从事妇产科临床工作 5 年及以上。

2. 副高级职称及以上。

3. 从事阴道镜专业技术工作 5 年及以上。

4. 每年阴道镜检查细胞学异常新病例不少于 150 例(应在计算机数据库内存储数码图像及文字或电子档案)。

5. 近 3 年接受过正规的阴道镜专业技术培训。

6. 可熟练开展各种子宫颈治疗和手术,包括:①子宫颈环形电切术(LEEP)及宫颈冷刀锥切术(CKC);②下生殖道多部位活检术;③针对子宫颈与下生殖道的物理治疗,如冷冻、激光、微波等。

7. 具有一定的教学经验和良好的沟通技巧。

三、承担进修培训的医疗保健机构条件

(一) 基本条件

1. 三级综合或专科医疗保健机构。

2. 有 2 名及以上从事阴道镜专业的中级职称或以上医师,并配备护士 1 名及以上。

3. 承担群体和个体子宫颈癌筛查项目。

4. 每年阴道镜评估细胞学异常新病例 1 000 例及以上。

5. 每年新检出子宫颈癌前期病变(≥ CIN2、AIS)及浸润癌 100 例及以上。

6. 能对所诊断的子宫颈癌前期病变与子宫颈浸润癌病例进行处理或转诊、档案管理、定期随访。

7. 能开展子宫颈专项手术,包括:①子宫颈环形电切术(LEEP)及宫颈冷刀锥切术(CKC);②下生殖道多部位活检术;③针对子宫颈与下生殖道的物理治疗,如冷冻、激光、微波等。

8. 示教室及教学设备(计算机、投影仪、屏幕)。

(二) 规范的诊室设置

1. **候诊室 1~2 间**　面积 10 平方米及以上,位于阴道镜诊室前方的缓冲区域内。

2. **阴道镜诊室1~2间**　每间面积15平方米及以上,诊室门前应设缓冲区。

3. **子宫颈治疗室(LEEP治疗室)1~2间**　每间面积不应少于15平方米,应设置以下附属区域:

(1) LEEP手术室属清洁区,清洁区与污染区之间应设缓冲区。

(2) 手术区域内应设置患者更衣处、术后休息室。

(3) 手术间应与病人术后休息间相连通。

(4) 手术器械准备间。

(5) 污物处理间:①档案存储及医用物品储藏室各1间;②所有房间内均应有专用流动水及洗手设备。

(三) 仪器设备的要求

1. 对阴道镜诊室与相关仪器设备的要求

(1) 阴道镜专用检查床:可使用妇科检查床,有升降功能并能调整角度。

(2) 阴道镜医师专用多功能诊桌、座椅(可升降、有靠背及扶手)。

(3) 病人专用脚踏板,衣帽架,床边柜、座椅。

(4) 对阴道镜设备的基本要求:①阴道镜的光学或电子信号放大倍数为4~20倍或4~40倍;②可调节亮度的冷光源;③图像监视器;④阴道镜专业计算机;⑤激光彩色打印机。

(5) 阴道镜检查专用器械用品台(或治疗车)。

(6) 阴道窥器应配备大、中、小不同型别,以满足不同患者的需求。

(7) 必备器械:不同开口的活检钳、宫颈钳、大/中号弯钳、长弯形组织剪、平镊、弯盘、刮匙、宫腔探针、病理标本瓶、病理标本标签等。

(8) 敷料:长棉签,大、小棉球,带绳止血棉塞,纱布等。

(9) 消毒剂与化学试剂:0.5%碘伏、75%酒精、生理盐水、5%醋酸溶液、复方碘溶液。

(10) 基本急救设备:血压计、体温计、听诊器、注射器、吸氧设备、止血物品、输液器、常用急救药品。

(11) 紫外线灯,资料柜,试剂柜。

2. 对LEEP手术室的基本的要求

(1) LEEP手术室专用检查床,同阴道镜专用检查床。

(2) 手术医师专用座椅(可升降)、小诊桌。

(3) 病人专用脚踏板,衣帽架,床边柜、座椅。

(4) 对LEEP工作站的基本要求:①高频电波发生器:频率输出50万~400万赫兹(KHz);②可与工作电极相连接的操作手柄;③不同规格的圈电极与球电极;④电流分散垫(接地垫);⑤烟雾排放与过滤系统。

(5) LEEP专用器具车。

(6) 大、中、小不同型号的LEEP专用窥器(有吸烟管装置)。

(7) LEEP专用手术包,内置:无菌臀垫、手术弯盘、纱布4~6块、大棉球4个、长柄牙镊/平镊各一把。

四、培训对象

具有执业医师资格、从事妇科临床工作3年及以上,应具有一定阴道镜专业技术工作的实践经验。

五、授课计划

每期学员人数不宜超过10人。课程分为理论授课、见习/实习、考核三部分(共60学时)。以理论学习及实习为主,主要目的是规范阴道镜检查操作,掌握各种宫颈细胞学异常者的规范化诊断、处理方法。

1. 理论授课:共30学时

(1) 基础知识

1) 子宫颈癌的综合防治概述(1学时)。

2) 子宫颈癌一级预防策略和内容(1学时)。

3) 子宫颈的解剖学、组织病理学及其临床意义(2学时)。

4) 子宫颈癌筛查异常者的处理(2学时)。

5) 子宫颈/阴道细胞学的TBS诊断系统及典型病例讨论(4学时)。

(2) 阴道镜操作和应用

1) 子宫颈病变的阴道镜诊断及典型病例讨论(8学时)。

2) 子宫颈组织病理学(2学时)。

(3) 生殖道感染、CIN和子宫颈癌的规范化处理

1) 组织学确诊的子宫颈癌前病变的规范化管理及典型病例讨论(6学时)。

2) 生殖道感染性疾病的诊断和规范治疗(2学时)。

3) 宫颈浸润癌的处理原则(2学时)。

2. 实践指导:26学时

阴道镜见习14学时,实习6学时。

- 见习一(2学时):

目的:掌握阴道镜检查的目的、适应证及禁忌证。

由带教老师带领,完成以下内容:

1. 复习子宫颈的解剖及组织学,掌握子宫颈的解剖及组织学,初步了解转化区的类型、临床意义。

2. 了解阴道镜的历史、阴道镜的类型以及阴道镜检查时所需的试剂(3%～5%醋酸、5%复方碘溶液)的配备、器具(各种型号窥阴器、子宫颈管扩张器、阴道壁拉钩等)的准备。

3. 了解熟悉阴道镜检查的目的、适应证及禁忌证。

4. 了解阴道镜检查前的准备(患者的准备/咨询/知情同意等)。

5. 由带教老师演示8～10例阴道镜操作,初步了解阴道镜操作程序及对筛查异常者的评估作用。

6. 分组熟悉阴道镜的使用(30分钟)。

小结:通过病例总结阴道镜在筛查异常者管理中的作用,掌握阴道镜检查的目的、适应证及禁忌证、熟悉阴道镜的操作流程。

- 见习二(2学时):

目的:掌握阴道镜下评估转化区的重要性,掌握阴道镜下正常、异常转化区的评估。

由带教老师完成8～10例患者的阴道镜操作,同时完成以下内容:

1. 复习阴道镜检查的目的、适应证及禁忌证,并通过具体病例学习。

2. 熟悉阴道镜检查前准备(患者的准备/咨询/知情同意等)。

3. 见习阴道镜操作程序,通过具体病例学习转化区的类型、妇女一生中转化区的变化及其临床意义。

4. 了解熟悉阴道镜下正常、异常转化区的特点及其评估。

5. 了解阴道镜检查术语(2011 IFCPC 术语)。

6. 初步了解阴道镜检查后的处理原则。

7. 继续分组熟悉阴道镜的使用,练习阴道镜的操作。

小结(15～20分钟):由带教老师带领总结本次见习所学习病例,掌握阴道镜检查的目的、适应证及禁忌证,转化区的类型及其正常、异常转化区的特点以及评估,并通过病例总结子宫颈癌筛查异常者(细胞学、HPV、VIA/VILI 等)的管理路径。

- 见习三(2学时):

目的:掌握阴道镜下异常转化区的评估。

由带教老师完成8～10例患者的阴道镜操作,同时完成以下内容:

1. 通过具体病例探讨阴道镜检查在子宫颈癌筛查中的作用。

2. 见习阴道镜操作流程,通过具体病例进一步学习转化区的类型及其临床意义。

3. 见习阴道镜所见(术语、特征、临床意义等)。

4. 掌握正常转化区的特点及其评估。

5. 了解异常转化区(LSIL、HSIL)的特点及其程度的评估。

1) 了解醋白上皮的特点(颜色、边界、表面轮廓等)及异常程度的评估。

2) 了解异常血管(点状血管、镶嵌血管)的特点(粗大、细小、血管间距)及异常程度的评估。

3) 异型血管(螺旋状/曲棍球棒状/逗点状)的识别及意义。

4) 碘染色着色、不着色、部分着色的临床意义。

6. 了解阴道镜下子宫颈浸润癌的特点及其警示征象。

7. 了解满意/充分的与不满意/不充分的阴道镜检查的评估以及临床意义,了解不满意/不充分的阴道镜检查后的患者管理时的注意事项。

8. 熟悉阴道镜检查术语(2011 IFCPC 术语)。

9. 进一步了解阴道镜检查后的处理原则。

10. 了解阴道镜下活检的指征以方法(阴道镜指引下多点活检、子宫颈管搔刮术(endocervical curettage,ECC)、子宫颈管取样、随机活检、诊断性锥切术等。

11. 继续分组练习阴道镜的使用及操作,在膜体上练习子宫颈定点活检、ECC 等技术。

小结:由带教老师带领通过病例总结阴道镜检查在子宫颈癌筛查中的作用、筛查异常者(细胞学、HPV、VIA/VILI 等)的管理路径(重点是筛查低级别异常者的处理原则)、转化区低级别以及高级别异常的特点及其评估。

- 见习四(2学时):

目的:掌握阴道镜下可疑浸润癌的评估。

由带教老师完成8～10例患者的阴道镜操作,同时完成以下内容:

1. 掌握标准的阴道镜检查流程。

2. 掌握转化区的识别、转化区的类型评判及其临床意义。

3. 掌握阴道镜下转化区低级别、高级别异常的评估。

4. 熟悉阴道镜下可疑浸润癌的特点及其警示征象。

5. 熟悉满意/充分的与不满意/不充分的阴道镜检查的评估以及临床意义。

6. 掌握阴道镜检查术语(2011 IFCPC 术语)。

7. 熟悉阴道镜检查后的处理原则。

8. 熟悉阴道镜下活检的指征以方法(阴道镜指引下多点活检、子宫颈管搔刮术(ECC)、子宫颈管取样、随机活检、诊断性锥切术等。

9. 学习子宫颈活检后的止血方法以及常见并发症(大量出血、感染)的处理。

10. 见习阴道镜下各种混杂所见的识别及其意义(外生生殖器疣(湿疣)、炎症、萎缩、蜕膜样变、息肉等)。

11. 进一步熟悉阴道镜检查后的处理原则。

12. 了解不同年龄妇女的阴道镜下特点及检查时的注意事项(生育年龄妇女、妊娠妇女、绝经后妇女)。

13. 继续分组练习阴道镜的使用及操作,在模体上练习子宫颈定点活检、ECC 等技术。

小结:由带教老师带领通过病例总结筛查异常者(细胞学、HPV、VIA/VILI 等)的管理路径(重点是筛查高级别异常者的处理原则)、转化区低级别及高级别异常的特点及其评估、阴道镜下浸润癌的识别及警示征象的识别,总结不同年龄妇女的阴道镜下的特点及检查时的注意事项。

● 见习五(2 学时):

目的:掌握筛查低级别异常者的管理。

由带教老师完成 8~10 例患者的阴道镜操作,同时完成以下内容:

1. 通过具体病例进一步学习转化区的识别、类型,复习阴道镜下病变的评估和分级。

2. 复习阴道镜下病变的评估和分级。

3. 掌握阴道镜下子宫颈浸润癌的特点及其警示征象。

4. 掌握满意/充分的与不满意/不充分的阴道镜检查的评估及临床意义。

5. 进一步熟悉阴道镜检查后的处理原则。

6. 掌握阴道镜下活检的指征以方法(阴道镜指引下多点活检、子宫颈管搔刮术(ECC)、子宫颈管取样、随机活检、诊断性锥切术等)。

7. 学习活检标本的处理。

8. 熟悉不同年龄妇女的阴道镜下的特点及检查时的注意事项(生育年龄妇女、妊娠妇女、绝经后妇女)。

9. 了解阴道镜图文报告单的书写。

小结:由带教老师带领通过病例总结筛查异常者(细胞学、HPV、VIA/VILI 等)的管理路径(重点细胞学 ASC-US 的管理),讨论阴道镜检查未见异常或活检为低级别病变者随访的必要性及具体随访方案(期限、方法、结果评估等)。

● 见习六(2 学时):

目的:掌握筛查低级别异常者的管理。

由带教老师完成 8~10 例患者的阴道镜操作,同时完成以下内容:

1. 通过具体病例进一步学习转化区的识别、类型,复习阴道镜下病变的评估和分级。

2. 掌握不同年龄妇女的阴道镜下的特点及检查时的注意事项(生育年龄妇女、妊娠妇女、绝经后妇女)。

3. 掌握阴道镜检查后的处理原则。

4. 熟悉阴道镜图文报告单的书写。

5. 学习如何解读病理报告单(诊断术语、两级分类法)以及生物标记物-p16 免疫组化染色及其他组织染色的作用及临床应用。

6. 了解阴道及外阴上皮内瘤变的阴道镜评估与管理(适应证,禁忌证与患者的准备、病灶的评估、取样、活检技术、止血等)。

小结:由带教老师带领通过病例总结筛查异常者(细胞学、HPV、VIA/VILI 等)的管理路径(重点是细胞学未见异常 HR-HPV 检测阳性妇女的处理原则),讨论阴道镜下活检病理证实为癌前病变/浸润癌者的管理。

● 见习七(2 学时):

目的:掌握筛查腺上皮异常者的管理。

由带教老师完成 8~10 例患者的阴道镜操作,同时完成以下内容:

1. 通过具体病例进一步学习转化区的识别、类型,复习阴道镜下病变的评估和分级。

2. 掌握阴道镜检查后的处理原则。

3. 掌握阴道镜图文报告单的书写。

4. 通过病例学习子宫颈鳞状上皮癌前病变的治疗原则。

5. 通过病例学习 AIS 的治疗原则。

6. 通过病例学习细胞学 AGC 的管理(了解阴道镜检查的作用及阴道镜检查的局限性、HPV 高危亚型的作用、子宫颈管活检的作用、阴道镜检查或治疗后用于随访、子宫内膜评价的适应证等)。

7. 熟悉阴道及外阴上皮内瘤变的阴道镜评估与管理(适应证,禁忌证与患者的准备、病灶的评估、取样、活检技术、止血等)。

小结:由带教老师带领通过病例总结筛查异常者(细胞学、HPV、VIA/VILI 等)的管理路径(重点腺上皮细胞异常的处理原则)。通过具体病例总结细胞学、阴道镜检查与组织学所见间的相关性及不充分阴道镜检查或结果不相关联患者的临床处理原则。

实习(6 学时):

目的:掌握阴道镜的操作、转化区的评估、阴道镜下病变的评估及分级、活检方法的选择及操作训练、阴道镜检查后的处理原则等。

在带教老师的指导下每一学员独立完成 3~5 例的阴道镜操作,转化区识别、类型评判以及阴道镜病变评估及分级,阴道镜检查后的处理;在带教老师的指导下独立完成阴道镜指引下多点活检/子宫颈管搔刮术(ECC)/子宫颈管取样/随机活检等,并追踪病理结果,制订进一步处理方案。

小结:阴道镜下活检病理证实为癌前病变/浸润癌者的处理原则。

1. 浸润癌的处理,及时转诊肿瘤医生。

2. 活检结果高级别病变的处理原则。

3. 活检结果炎症或低级别病变的处理原则(细胞学 LSIL,ASC-US,ASC-H 诊断的低级别病变的处理原则,细胞学为 HSIL 诊断的低级别病变的处理原则)。

4. 讨论年轻妇女筛查异常者的管理及 HSIL 及以上病变的处理原则。

5. 讨论妊娠妇女筛查异常者的管理及 HSIL 以上病变的处理原则。

6. 了解阴道镜质控的必要性。

组织学确诊的子宫颈癌前病变的治疗(见/实习 6 学时):

目的:掌握组织学确诊的子宫颈癌前病变的治疗原则、治疗方法的选择及围治疗期的处理。

由带教老师带领完成手术前患者准备(器械、仪器、患者的准备-治疗目的、适应证、有无禁忌证等/咨询/知情同意等);阴道镜操作确定转化区类型、病变范围、病变大小、有无向颈管内延伸等再次确定治疗方法。见习子宫颈消融性治疗 2~5 例,LEEP 10~20 例,CKC 1~2 例,掌握操作步骤、注意事项、止血方法;术后切除标本的处理、注意事项的交代、下次就诊的安排等。

由带教老师指导学员在模体上练习子宫颈物理治疗及切除性治疗(LEEP、CKC)。

小结:

1. 组织学确诊的子宫颈癌前病变的治疗原则。

2. 子宫颈消融性治疗适应证及操作流程、注意事项。

3. 子宫颈锥型切除术常用方法(LEEP、CKC)的优势及局限性分析、适应证的选择。

4. LEEP 操作步骤、注意事项(切除方法及手术范围的选择、止血、切除标本的准备(标记)、处理等)。

5. CKC 操作流程、注意事项(切除方法及手术范围的选择、止血、切除标本的准备(标记)等)。

6. 要求保留生育功能的 AIS 患者的治疗(方法、手术范围、术后的随访必要性等)。

7. 手术后切缘阳性者的处理原则。

8. 手术后病变持续存在或复发患者的处理原则。

9. 治疗后长期随访的必要性及随访方案制订(期限、方法等)AIS 的治疗原则、治疗方法选择以及保守治疗后的管理(期限、随访方案等)。

10. 围术期的护理。

3. 考核(4 学时)

(1)笔试:理论考核及病例分析。

(2)操作考核:每一学员独立进行 1~2 例阴道镜操作/模拟操作,完成阴道镜评估及下一步处理。

六、教学方法及教具

(一)教学方法

讲课、病例讨论、见习与实习。

(二)教具

多媒体、阴道镜、LEEP、物理治疗设备、随访表格等。

（三）其他

1. 典型病例（病史，相关检查，细胞学及病理学结果，处理，追踪结果）。

2. 考题。

七、考核与评估

（一）目的

1. 了解学员对培训内容的掌握程度。

2. 了解学员对教学方法和课程内容设置的反馈建议。

（二）笔试

包括理论考核及病例分析。

（三）阴道镜检查操作考核

1. **检查评估** 如一例子宫颈细胞学异常的新病例，并独立完成完整的阴道镜检查图文报告单。

2. **考核内容** 阴道镜检查的适应证、阴道镜检查技术操作流程、阴道镜转化区类型，以及有无异常的判断、活检的位置判断与活检操作过程、阴道镜诊断与活检病理诊断的符合率等。

第三章　子宫颈细胞学培训计划和教学大纲

一、目的和内容

1. 掌握子宫颈细胞学标本取材、制片、固定技术。

2. 掌握巴氏染液的配制及染色方法。

3. 掌握涂片封固及储存方法。

4. 掌握 TBS 报告系统内容及其临床应用。

5. 掌握细胞学质控措施。

6. 熟悉异常子宫颈涂片的管理（临床意义、如何建议临床随访及处理）。

二、师资要求

1. 具有执业医师资格，从事细胞病理诊断工作 10 年及以上。

2. 副高级职称及以上。

3. 每年阅片不少于 5 000 张（应在计算机数据库内存储数码图像及文字/或电子档案）。

4. 掌握 TBS 诊断系统。

5. 具有一定的教学经验和良好的沟通技巧。

三、承担进修培训的医疗机构条件

（一）基本条件

1. 三级综合或专科医疗机构。

2. 有从事细胞病理诊断的副高级职称医师 2 名及以上，并配备技术员 1 名及以上。

3. 承担人群和门诊子宫颈癌筛查项目。

4. 每年宫颈细胞学片量 5 000 例及以上。

5. 每年新检出异常子宫颈涂片 350 例及以上。

6. 能对所诊断的异常子宫颈涂片进行档案管理及随访。

7. 能对所有异常子宫颈涂片及抽取 10% 的正常宫颈涂片进行复核。

8. 示教室及教学设备（计算机、投影仪、屏幕）。

（二）规范的诊室设置

1. 制片室 1~2 间　面积 15 平方米及以上。

2. 阅片室 1~2 间　每间面积 10 平方米及以上。

3. 档案保管室 1~2 间　每间面积 10 平方米及以上。

（三）仪器设备的要求

四、培训对象

具有执业医师资格、应具有一年以上从事细胞病理诊断工作的实践经验（阅片量不少于 3 000 例/年）或从事病理诊断 1 年及以上，未接触过细胞病理诊断工作，今后计划从事宫颈细胞学专业者。

五、授课计划

培训时间 1 周（30 学时），分为理论授课、见习/实习、考核三部分（共 30 学时），主要目的是掌握及规范 TBS 诊断。

1. **理论授课：共 6 学时**

（1）子宫颈/阴道细胞学基本知识。

（2）子宫颈细胞学制片、固定、巴氏染色、封片及标本储存和涂片质量控制。

（3）子宫颈/阴道细胞学的 TBS 报告系统内容、临床应用及阅片质量控制。

2. **操作见习/实习课：20 学时**

（1）制片（传统涂片是妇科制作）、染色、封片及标本储存示教 2 学时。

（2）实习：阅片 18 学时。

3. **考核（4 学时）**　实际阅片 3 学时，笔试 1 学时。

六、教学方法及教具

（一）**教学方法**：讲课、见习与实习，包括病例讨论。

（二）**教具**

1. **多媒体、单头或多头显微镜**　准备教学片：20 人以下学习班至少备教学涂片 200 例（平均每人每天 40 例），教学涂片中各种病变比例：至少 2/5 上皮细胞不正常（ASC、LSIL、HSIL、SCC、AGC、AIS 和 ADC）；约 1/5 病原菌（霉菌、滴虫、疱疹病毒感染、线索细胞、放线菌等）；约 2/5 各种非瘤变发现及其他（萎缩、炎症反应、IUD 反应、修复、角化反应、放疗反应、子宫内膜细胞等）。备考试片：至少 20 例/人。

2. **考题**。

七、考核与评估

（一）**目的**

1. 了解学员对培训内容的掌握程度。

2. 了解学员对教学方法和课程内容设置的反馈建议。

（二）**笔试**

包括理论考核。

（三）**阅片**

第四章 子宫颈病变病理诊断培训计划和教学大纲

一、目的和内容

1. 掌握女性生殖系统解剖及生理特点,特别是宫颈解剖和组织学特点。

2. 了解子宫颈癌的发病模式,HPV病毒在其中的作用机制,子宫颈鳞状上皮内病变(SIL/CIN)临床转归特点。

3. 了解子宫颈癌的临床发病、预后相关因素,当前诊疗常规与治疗原则。

4. 熟悉并掌握子宫颈鳞状上皮内病变(SIL/CIN)和子宫颈鳞状细胞癌的组织学特点和病理诊断要点。

5. 熟悉宫颈高级别子宫颈腺上皮病变(HG-CGIN)/原位腺癌(AIS),浸润性腺癌的组织学改变和诊断要点,以及鉴别诊断。

6. 熟悉子宫颈微小浸润癌的定义和形态学特征,了解如何正确测量病变范围。

7. 熟悉免疫组化标记物在子宫颈癌和癌前病变诊断中的价值。

8. 熟悉并掌握子宫颈锥切标本的规范化取材和病理报告的模式。知道LEEP手术造成的人工现象和制片中的人工现象可能影响病理评估的客观与准确性,以及应对策略。

9. 熟悉并掌握子宫颈癌根治手术标本的规范取材和病理报告模式。

10. 了解女性下生殖道常见非肿瘤性疾病的病理学。

11. 了解对子宫颈细胞学筛查技术及TBS诊断系统及当前筛查指导策略和常用标记物,如HPV检测、p16等检测技术。

二、师资要求

1. 具有执业医师资格,接受过正规的诊断病理专业训练,从事诊断病理工作十年及以上,副高级职称及以上。

2. 每年独立处理的外检病例不应少于2 000例,妇科活检及手术病例不应少于500例。

3. 临床病理工作娴熟,熟练掌握临床病理诊断工作,对妇产科病理诊断具有较丰富的经验,且具有一定的处理疑难病例的能力。在妇产科病理领域中取得一定的成绩,如发表过相关的研究论文或参加过相关专著的撰写,或从事过妇产科病理相关的教学工作。

4. 具有丰富的教学经验和良好的沟通技巧。

三、承担病理进修培训的医疗保健机构条件

(一)基本条件

1. 三级甲综合医院、妇产科专科医院或妇幼保健院的病理科。

2. 有从事诊断病理的医师5~6名(副高级职称及以上2~3名及以上,3~4名及以上初级或中级职称),并拥有病理技术人员3~5名及以上。

3. 每年妇科病理检查病例不应少于3 000~5 000例。

4. 有定期的科室病例讨论和学习制度。

5. 常规病理技术室设备完善,有规范的操作流程,石蜡切片的优良率不低于85%。

6. 能开展免疫组化染色技术,技术操作规范。

7. 有完善的病理档案与信息管理系统。

8. 具备开展分子病理检测的能力和条件。

(二)教学场地及硬件要求

1. 可容纳至少1台多头显微镜的示教室,或具备图像扫描转输出存储等电子及教学设备(计算机、投影仪、屏幕等)。

2. 可供学员阅片的单人诊断用显微镜多台。

3. 设施完善的标本取材室、组织制片室、细胞学制片室、免疫组化室等技术操作空间及相关仪器设备,以便于学员现场观摩。

四、培训对象

具有执业医师资格、从事诊断病理工作 3 年及以上,并应具备一定的妇科常见疾病特别是子宫颈癌和癌前病变的诊断经验。日常外检病理工作量应每人每年不少于 1 000 例。

五、培训时间和人数

1 周(30 学时),每期学员人数 5～10 人。

六、授课计划

课程分为理论授课、见习/实习、考核三部分(共 30 学时)。以理论学习及实习为主,主要目的:提高对子宫颈癌和癌前病变发病机制的认识,掌握细胞学及组织病理特点与诊断评估标准,规范标本取材与病理报告内容。

1. 理论授课:共 9 学时

(1) 正常子宫颈解剖与组织学(0.5 学时)。

(2) 子宫颈癌及癌前病变的发病机制,WHO第四版子宫颈鳞状上皮前期病变的命名和分级体系,病理诊断标准以及相关鉴别诊断(1 学时)。

(3) 子宫颈浸润性鳞状细胞癌,包括微小浸润癌的定义,形态学特点及正确测量病变范围;临床处理原则,预后相关因素(0.5 学时)。

(4) 子宫颈 HG-CGIN/原位腺癌、早期浸润腺癌的定义及形态学特征、鉴别诊断要点;浸润性腺癌的组织类型及形态学特征;宫颈腺上皮病变的临床处理原则,预后相关因素(1 学时)。

(5) 女性下生殖道其他常见疾病病理学(0.5学时)。

(6) 子宫颈活检、锥切标本及子宫颈癌根治标本的组织固定、大体描述、标本取材原则、组织块处理及切片染色流程,病理报告模式(0.5 学时)。

(7) 子宫颈细胞学涂片及染色技术(1 学时)。

(8) 子宫颈细胞学 TBS 诊断系统及当前筛查指导策略和常用标记物,如 HPV 检测而推荐检测技术等(包含在细胞学培训内容中,4 学时)。

2. 示教阅片:3 学时

各种典型子宫颈病变切片示教:包括正常子宫颈鳞柱转换带,LSIL,HSIL,微小浸润癌,鳞状细胞癌,原位腺癌,腺癌(常见组织学类型和少见类型),尖锐湿疣,LEEP 所致的组织烧灼和腺体变形,免疫组化 p16 及 Ki-67 切片(3 学时)。

3. 实践操作　在老师指导下,参与组织标本取材,组织学诊断(12 学时,2 天)。

4. 观摩　如细胞学涂片制作、染色过程;常规组织病理标本制作、切片及染色过程;免疫组化染色过程(4 学时)。

5. 考核(2 学时)　笔试、读片。

七、教学方法及教具

(一) 教学方法

讲课、阅片,病例讨论、见习与实习。

(二) 教具

多头显微镜和个人诊断用显微镜,多媒体、细胞涂片、组织切片、图文报告等。

病理组织切片应包含以下内容:

(1) 正常子宫颈外口鳞状上皮切片。

(2) 正常子宫颈内口柱状上皮切片。

(3) 子宫颈鳞柱交接区切片。

(4) 子宫颈黏膜化生性病变切片:包括鳞状上皮化生和不成熟鳞化。

(5) 外阴、阴道及子宫颈尖锐湿疣病变切片。

(6) 子宫颈 LSIL 和 HSIL 病变切片:包括累腺病变,免疫组化染色 p16、Ki-67 等切片。

(7) 子宫颈早期浸润性鳞状细胞癌切片。

(8) 子宫颈腺上皮病变切片:包括原位腺癌(高级别 CGIN),其他易混淆的良性腺上皮病变。

(9) 不同类型及级别的浸润性鳞状细胞癌切片:包括角化型和非角化性鳞癌。

(10) 不同类型的浸润性腺癌:包括黏液腺癌、子宫内膜样腺癌、浆液腺癌及微偏腺癌等。

(11) 其他发生在子宫颈的良性及恶性病变,可视各单位的材料准备。

大体标本或图片包括:

(1) 子宫颈 LEEP 切除标本。

(2) 子宫颈锥切标本。

(3) 子宫颈鳞状细胞癌手术根治标本。

(4) 子宫颈腺癌手术根治标本。

(三) 其他

1. 典型病例(病史,相关检查,阴道镜图像,细胞学检测结果,HPV 病毒检测结果等)。

2. 考题。

八、考核与评估

（一）目的

1. 了解学员对培训内容的掌握程度。

2. 了解学员对教学方法和课程内容设置的反馈建议。

（二）笔试

包括理论考核及阅片，包括对各级别 SIL，AIS、微小浸润癌等典型病例的阅片和病理诊断。

附　　录

附录一　阴道镜的实践指导

一、阴道镜检查指征

子宫颈癌筛查异常者应转诊阴道镜检查,转诊率应≥90%。

1. 被检者主诉或盆腔检查异常可疑子宫颈浸润癌者。

2. 细胞学筛查 TBS 报告中≥ASC-US 者(ASC-US 者有条件时建议 HR-HPV 检测分流,对于 HR-HPV 阳性的 ASC-US 转诊阴道镜,HR-HPV 阴性者建议随访)。

3. VIA 筛查阳性者。

4. HR-HPV 阳性细胞学未见异常者。

(1) HPV16、18 亚型阳性建议立即转诊阴道镜检查。

(2) HR-HPV 阳性或除 16/18 外其余 12 种亚型阳性者建议 12 个月复查细胞学+HR-HPV 检测,任何检查异常均转诊阴道镜。

二、阴道镜检查

1. 检查前要求　阴道镜检查前,受检者 24 小时内禁止阴道性交、冲洗和上药;尽量避开经期检查,如果必要,阴道镜检查也可以在月经期的任何时间进行,但不应在月经最大出血期进行。

2. 阴道镜检查的禁忌证　没有阴道镜检查的绝对禁忌证。急性下生殖道感染或出血,影响阴道镜检查的准确性,尽可能在治疗炎症后再行阴道镜检查。

3. 阴道镜检查试剂　3%~5%醋酸(3/5ml 纯冰醋酸+97/95ml 蒸馏水),5%复方碘溶液[100ml 蒸馏水+10g 碘化钾+5g 碘(晶体)],生理盐水,碘伏,酒精等。

4. 阴道镜检查　阴道镜检查应在 5%醋酸溶液湿敷子宫颈/阴道一分钟后,用放大技术(5~40 倍)检查记录宫颈/阴道被覆上皮,评价有无癌及癌前病变,病变部位及范围,并在阴道镜指引下对可疑病变部位取活检标本。阴道镜检查时建议顺序使用 3 种化学试剂:生理盐水、5%醋酸溶液和复方碘溶液。

(1) 检查前准备

1) 了解阴道镜检查指征。

2) 向被检者解释检查程序,可能的检查结果,进一步追访的重要性及必要性,并确信患者已经明白并知情同意,必要时签署知情同意书。

3) 向患者解释检查过程中可能的感受及应对措施。

(2) 操作步骤

1) 放置窥器,充分暴露子宫颈及穹窿,如不能充分暴露应查找原因,如炎症、出血或瘢痕等。

2) 使用低倍镜(×5~×10),观察子宫颈有无异常,包括白斑、溃疡、可疑的外生物、囊肿、疣状物等;初步识别转化区。

3) 使用生理盐水棉球湿敷子宫颈,在阴道镜 15 倍放大下使用绿光观察子宫颈有无异常血管及类型。

4）使用 3%~5% 醋酸棉球湿敷子宫颈 1~2 分钟,仔细识别转化区,并判定转化区类型,如果鳞柱交接不能完全可见,建议检查子宫颈管。

5）动态观察子宫颈上皮醋酸后的颜色变化,尤其注意邻近鳞柱交接的异常变化;假如鳞柱交接不能完全看见,转化区 3 型,阴道镜检查定义为不充分或不满意,应行子宫颈管内膜搔刮术(ECC)。

6）可使用复方碘溶液棉球涂布子宫颈,观察子宫颈被覆上皮的碘染色。

7）结合生理盐水醋酸以及碘染色下的子宫颈上皮的变化做出阴道镜的评估,必要时行子宫颈活检,此操作后注意有无活动性出血,可使用棉球或纱布压迫止血。

8）轻轻闭合及取出窥器。

（3）检查后

1）向被检者解释阴道镜所见。

2）提出下一步观察或诊治意见。

3）出具图文报告单。

4）告知被检者回家后的注意事项。

5）下次复诊时间及地点等。

三、阴道镜满意度评价

1. 满意/充分的标准　子宫颈可充分暴露,阴道镜下鳞柱交接完全可见,转化区 1 型、转化区 2 型。

2. 不满意/不充分的标准　子宫颈不能充分暴露(应注明原因,炎症、出血或瘢痕等)阴道镜下鳞柱交接部分或完全不可见,转化区 3 型。

四、阴道镜检查评估结果的分级标准（2011 IFCPC 术语）

1. 正常阴道镜所见　原始鳞状上皮(成熟鳞状上皮、萎缩鳞状上皮)、柱状上皮(外移)、化生鳞状上皮(纳氏囊肿、腺开口)、妊娠期蜕膜。

2. 异常阴道镜所见

（1）注意描述病变范围及其与转化区关系,转化区以内或以外,以时钟标示病变部位;还应描述病变累及的象限数,病变面积占据宫颈表面面积的百分率。

（2）高级别病变(HSIL):醋白上皮快速出现、厚醋白上皮、袖口状腺体开口、病变边界锐利、粗大不一的镶嵌样改变、粗大不一的点状血管、病变内部边界征和脊样征。除此之外,上皮易于卷曲剥脱也与高级别病变有关。

（3）低级别病变(LSIL):薄的醋白上皮、边界不规则地图样、均一的镶嵌样改变、均一的点状血管。

（4）非特异性改变:白斑(角化、过度角化)、糜烂、复方碘液染色或不染色。

3. 可疑浸润癌　可见非典型血管,其他征象如脆性血管,表面不规则,外生型病变,坏死,溃疡(坏死的),肿瘤/肉眼可见肿瘤等。

4. 杂类　先天性转化区、湿疣、息肉(宫颈外口、宫颈管内)、炎症、狭窄、先天异常、治疗后子宫颈改变、子宫内膜异位症等。

五、阴道镜指引下的子宫颈活检术

1. 阴道镜指引下子宫颈活检的原则

（1）子宫颈癌筛查或阴道镜下图像可疑子宫颈浸润癌或 HSIL 者,应取子宫颈活检病理证实,未行活检时应注明原因,如妊娠、直接选择诊断性锥切术等。

（2）阴道镜检查结果满意且怀疑为 HSIL 或宫颈浸润癌者,应在阴道镜指引下对子宫颈每象限病变最严重的部位多点取材;阴道镜检查结果不满意时除在子宫颈管外口病变最严重的部位多点取材外,还应行子宫颈管内膜刮取术(ECC)。

（3）筛查子宫颈细胞学结果为 ASC-H、HSIL、AGC 者即使阴道镜检查未发现异常,也应取子宫颈多点随机活检+ECC。

（4）对于细胞学高度异常阴道镜下可见异常转化区或阴道镜下未见异常、阴道镜指引下多点活检病理结果无 HSIL 及以上病变检出,经复核细胞学、阴道镜以及病理结果不能除外高级别病变时建议行诊断性锥切术。

（5）子宫颈癌筛查细胞学 AGC-NOS,应行 ECC 评价子宫颈管腺上皮;腺上皮异常 AGC 倾向瘤变、AIS、腺癌者阴道镜下有或无异常转化区均建议行诊断性锥切术。

2. 子宫颈点活检的方法

（1）活检部位首选每象限最异常的区域。

（2）应多点活检。

（3）通常应靠近鳞柱交接（SCJ）的区域。

（4）应先取子宫颈后唇,后取前唇,以免因前唇的创面出血影响后唇的取材。

（5）阴道镜检查不满意/不充分时应注意评价子宫颈管(子宫颈管取样/子宫颈内膜搔刮术 ECC)。

3. ECC 使用原则

（1）子宫颈癌筛查细胞学发现异常,而阴道镜检查时未见相应异常。

（2）子宫颈癌筛查细胞学腺上皮异常。

（3）阴道镜检查时转化区不能完全可见,即阴道镜检查不满意/不充分者。

4. 诊断性子宫颈锥切术原则

（1）对于细胞学高度异常、阴道镜下未见异常或阴道镜指引下多点活检病理结果无 CIN2、3 及以上病变检出,经复核细胞学、阴道镜及病理结果不能除外高级别病变时建议行诊断性锥切术。

（2）对于细胞学以及阴道镜下图像高度可疑浸润癌时应建议诊断性锥切术(细胞学高级别及以上异常、阴道镜下高级别病变范围广泛累及 3 个及以上象限并向子宫颈管内延伸时)。

（3）细胞学 AGC 倾向瘤变、腺癌者建议行诊断性锥切术。

（4）子宫颈活检病理提示 AIS 时。

附录二 教 案 模 板

宫颈病变防治进修基地教学理论授课教案

_____年_____月

讲课题目:		课时数:	学时
听课对象:	_____专业 _____人数		
讲课人:		职称:	
讲课目的:			
讲授重点:			

讲课内容与时间分配：

需要其他科室协助讲授的内容和提供的相关教学资料：

思考题：

本教案的主要参考书（包括英文参考文献）：

几点说明：

1. 教案是课堂教学的主要依据，请认真准备，书写工整。

2. 教案写成后，请交一份电子版文件由科室保存。

宫颈病变防治进修基地教学实习教案

_____年_____月

带实习教师姓名：		职称：	
听课对象：	_____专业	_____人数	

实习题目：

课时数或实习单元数：

实习内容,请标出重点及时间：

实习目的与要求：

实习中需要观察的病例

需要实习的检查操作(包括手术)：

思考题：

讨论或小讲课提纲及总结：

科室集体备课日期：	_____年_____月_____日至_____年_____月_____日
备课人签字：	
学员评估结果：	

缩略语英中文对照

AGC	atypical endometrial cells	非典型腺细胞
AIS	adenocarcinoma in situ	原位腺癌
ASC-H	atypical squamous cells,can not exclude HSIL	不能除外上皮内高度病变的非典型上皮细胞
AS-CUS	atypical squamous cells of undetermined significance	不能明确意义的非典型鳞状上皮细胞
ASCCP	American Society for Colposcopy and Cervical Pathology	美国阴道镜子宫颈病理学会
BV	bacteria vaginosis	细菌性阴道病
CKC	cold knife conization	冷刀锥切术
CIN	cervical intraepithelial neoplasia	子宫颈上皮内瘤样病变
CSCCP	Chinese Society for Colposcopy and Cervical Pathology	中国阴道镜宫颈病理学会
Cyto	cytology	细胞学
DNA	deoxyribonucleic acid	脱氧核糖核酸
ECC	endocervical curettage	子宫颈管内膜搔刮术
FIGO	International Federation of Gynecology and Obstetrics	国际妇产科联合会
HSIL	high-grade squamous intraepithelial lesion	高度鳞状上皮内病变
HPV	human papilloma virus	人乳头状瘤病毒
HR-HPV	high-risk human papilloma virus	高危型人乳头状瘤病毒
IFCPC	International Federation of Cervical Pathology and Colposcopy	国际宫颈病理与阴道镜联盟
LAST	lower anogenital squemous terminology	下生殖道鳞状细胞诊断术语
LEEP	loop electrosurgical excision procedure	环形电切术
LLETZ	large loop excision of the transformation zone	子宫颈移行区大环切除术
LSIL	low-grade squamous intraepithelial lesion	低度鳞状上皮内病变
LR-HPV	low-risk human papilloma virus	低危型人乳头状瘤病毒
NCCN	National Comprehensive Cancer Network	美国国立综合癌症网络
NSCJ	new squamous columnar junction	新鳞柱交接
OSCJ	original squamous columnar junction	原始鳞柱交接
PCR	polymerase chain reaction	多聚酶链反应
PID	pelvic inflammation disease	盆腔炎
SCC	squamous cell carcinoma	鳞状细胞癌
SCJ	squamous columnar junction	鳞柱交接
TBS	the Bethesda System	子宫颈/阴道细胞学诊断报告系统
TOA	tubo-ovarian abscess	输卵管-卵巢脓肿
TZ	transformation zone	转化区
VIA	visual inspection with acetic acid	醋酸肉眼观察
VILI	visual inspection with Lugol's iodine	碘液肉眼观察
VVC	vulva vaginal candidiasis	外阴阴道假丝酵母病
WHO	World Health Organization	世界卫生组织

参 考 文 献

1. Ferlay J, Soerjomataram I, Ervik M, et al. Cancer Incidence and Mortality Worldwide: IARC CancerBase No. 11 [Internet]. Lyon, France: International Agency for Research on Cancer, 2013.

2. Chen W, Zheng R, Baade PD, et al. Cancer statistics in China, 2015. CA: a cancer journal for clinicians, 2016, 66(2): 115-132.

3. 胡尚英, 郑荣寿, 赵方辉, 等. 1989 至 2008 年中国女性子宫颈癌发病和死亡趋势分析. 中国医学科学院学报, 2014, 36(2): 119-125.

4. 国家癌症中心. 2012 中国肿瘤登记年报. 北京: 军事医学科学院出版社, 2012.

5. 陈万青, 郑荣寿, 张思维, 等. 2012 年中国恶性肿瘤发病和死亡分析. 中国肿瘤, 2016, 25(1): 1-8.

6. De Sanjosé S, Quint WG, Alemany L, et al. Human papillomavirus genotype attribution in invasive cervical cancer: aretrospective cross-sectional worldwide study. Lancet Oncol, 2010, 11: 1048-1056.

7. Zhao FH, Lewkowitz AK, Hu SY, et al. Prevalence of human papillomavirus and cervical intraepithelial neoplasia in China: a pooled analysis of 17 population-based studies. Int J Cancer, 2012, 131(12): 2929-2938.

8. Zhang R, Velicer C, Chen W, et al. Human papillomavirus genotype distribution in cervical intraepithelial neoplasia grades 1 or worse among 4215 Chinese women in a population-based study. Cancer Epidemiol, 2013, 37 (6): 939-945.

9. 中国优生科学协会阴道镜和宫颈病理学分会(CSCCP)专家委员会. 中国子宫颈癌筛查及异常管理相关问题专家共识(二). 中国妇产科临床杂志, 2017, 18 (3): 286-288.

10. WHO guidance note: comprehensive cervical cancer prevention and control: a healthier future for girls and women. WHO Press, 2013: 6-7.

11. WHO. Comprehensive Cervical Cancer Control A guide to essential practice Second edition. , 2014.

12. 中华预防医学会. 子宫颈癌综合防控指南. 北京: 人民卫生出版社, 2017.

13. 中国优生科学协会阴道镜和宫颈病理学分会(CSCCP)专家委员会. 中国子宫颈癌筛查及异常管理相关问题专家共识(一). 中国妇产科临床杂志, 2017, 18 (2): 190-193.

14. 魏丽惠, 赵昀, 谢幸, 等. 妊娠合并子宫颈癌管理的专家共识. 中国妇产科临床杂志, 2019, 19 (2): 190-192.

15. 魏丽惠, 吴久玲. 子宫颈癌检查质量保障及质量控制指南. 北京: 人民卫生出版社, 2015.

16. Naud PS, Roteli-Martins CM, De Carvalho NS, et al. Sustained efficacy, immunogenicity, and safety of the HPV-16/18 AS04-adjuvanted vaccine: Final analysis of a long-term follow-up study up to 9.4 years post-vaccination. Human vaccines & immunotherapeutics, 2014, 10(8): 2147-2162.

17. WHO: Human papillomavirus vaccines: WHO position paper, May 2017. 2017, 19: 241-268.

18. Zhu FC, Hu SY, Hong Y, et al. Efficacy, immunogenicity and safety of the HPV-16/18 AS04-adjuvanted vaccine in Chinese women aged 18-25 years: event-triggered analysis of a randomized controlled trial. Cancer Medicine, 2017, 6(1): 12-25.

19. Arbyn M, Bergeron C, Klinkhamer P, et al. Liquid compared with conventional cervical cytology: a systematic

review and meta-analysis. Obstet Gynecol, 2008, 111 (1): 167-177.

20. Mayrand MH, Duarte FE, Rodrigues I, et al. Human papillomavirus DNA versus Papanicolaou screening tests for cervical cancer. N Engt J Med, 2007, 35: 1579-1588.

21. Arbyn M, Sasieni P, Meijer CJ, et al. Chapter 9: Clinical applications of HPV testing: a summary of meta-analyses. Vaccine, 2006 31, 24 (Suppl 3): S3/78-89.

22. Katki HA, Schiffman M, Castle PE, et al. Benchmarking CIN 3$^+$ risk as the basis for incorporating HPV and Pap cotesting into cervical screening and management guidelines. J Low Genit Tract Dis, 2013, 17 (5 Suppl 1): S28-35.

23. Alan G W axman, David Chelmow, Teresa M Darragh, et al. Revised Terminology for Cervical Histopathology and Its Implications for Management of High-Grade Squamous Intraepithelial Lesions of the Cervix. Obstetrics & Gynecology, 2012, 120 (6): 1465-1471.

24. Walder P. ET AL International terminology of colposcopy: an updated report from the international federation for cervical pathology and colposcopy. Obstet gynecol, 2003, 101: 175.

25. Ghaem-Maghami S, Sagi S, Majeed G, et al. Incomplete excision of cervical intraepithelial neoplasia and risk of treatment failure: a meta analysis. Lancet Oncol, 2007, 8 (11): 985-993.

26. Monitoring national cervical cancer prevention and control programmes: quality control and quality assurance for visual inspection with acetic acid (VIA)-based programmes, 2013.

27. UNFPA: Programme Guidance for Countries: Comprehensive Cervical Cancer Prevention and Control, 2011.

28. Human papillomavirus and HPV vaccines: technical information for policy-makers and health professionals, 2007.

29. Debbie Saslow, Diane Solomon, Herschel W Lawson, et al. American Cancer Society, American Society for Colposcopy and Cervical Pathology, and American Society for Clinical Pathology Screening Guidelines for the Prevention and Early Detection of Cervical Cancer. CANCER J CLIN, 2012, 62: 147-172.

30. Alan G Waxman, David Chelmow, Teresa M Darragh, et al. Revised Terminology for Cervical Histopathology and Its Implications for Management of High-Grade Squamous Intraepithelial Lesions of the Cervix. Obstetrics & Gynecology, 2012, 120 (6): 1465-1471.

31. 魏丽惠, 赵昀. 现代阴道镜学. 北京: 北京大学医学出版社, 2016.

32. Stewart Massad, Mark H Einstein, Warner K Huh, et al. 2012 Updated Consensus Guidelines for the Management of Abnormal Cervical Cancer Screening Tests and Cancer precursors. Journal of Lower Genital Tract Disease, 2013, 17 (5): S1-S27.

33. 刘朝晖, 廖秦平. 外阴阴道假丝酵母菌病 (VVC) 诊治规范修订稿. 中国实用妇科与产科杂志, 2012, 28 (6): 401-403.

34. 中华医学会妇产科分会感染协作组. 中国盆腔炎症性疾病诊治指南. 中华妇产科杂志, 2008, 43 (7): 556-558.

35. 中华医学会妇产科分会感染协作组. 阴道微生态评价的临床应用专家共识. 中华妇产科杂志, 2016, 51 (10): 721-723.

36. 中华医学会妇产科分会感染协作组. 黏液脓性宫颈炎的诊断和治疗. 中国实用妇科与产科杂志, 2012, 28 (4): 241-242.

37. 张岱, 刘朝晖. 中国性学会性医学专业委员会生殖道感染学组. 中国性科学, 2016, 25 (3): 80-82.

38. 中华医学会妇产科分会感染协作组. 女性生殖道沙眼衣原体感染诊治共识. 中国实用妇科与产科杂志, 2015, 31 (9): 791-792.

39. 中华医学会妇产科分会感染协作组. 滴虫阴道炎诊治指南 (草案). 中华妇产科杂志, 2011, 46 (4): 318.

40. 中华医学会妇产科分会感染协作组. 细菌性阴道病诊治指南 (草案). 中华妇产科杂志, 2011, 46 (4): 317.

41. 中华医学会妇产科分会感染协作组. 盆腔炎症性疾病诊治规范 (修订版). 中华妇产科杂志, 2014, 49

（6）：401-403.

42. WHO guidelines for the pharmacological treatment of persisting pain in children with medical illness. Geneva：WHO，2012.

43. Ensuring balance in national policies on controlled substances：guidance for availability and accessibility of controlled medicines. Geneva：WHO，2011

44. World Health Organization（WHO）. Resolution WHA 67. 19. Strengthening of palliative care as a component of integrated treatment throughout the life course. Sixty-seventh World Health Assembly，agenda item 15. 5，Geneva，24 May 2014. Geneva：WHO，2014（WHA 67. 19）.

45. 马丁，沈铿，崔恒. 常见妇科恶性肿瘤诊治指南. 第 5 版. 北京：人民卫生出版社，2017.

46. Barakat RR，Berchuck A，Markman M，et al. Principles and practice of gynecologic oncology，6th edition. Philadelphia（PA）：Wolters Kluwer/Lippincott Williams & Wilkins，2013.

47. Bhatla N，Aoki D，Sharma DN，et al. FIGO Cancer Report 2018. Cancer of the cervix uteri. Int J Gynecol Obstet，2018，143（suppl）：22-36.

48. Gold MA，Tian C，Whitney CW，et al. Surgical versus radiographic determination of para-aortic lymph node metastases before chemoradiation for locally advanced cervical carcinoma：a Gynecologic Oncology Group Study. Cancer，2008，112（9）：1954-1963.

49. Novetsky AP，Kuroki LM，Massad LS，et al. The utility and management of vaginal cytology after treatment for endometrial cancer. Obstet Gynecol，2013，121：129-135.

50. Pecorelli S. Revised FIGO staging for carcinoma of the vulva，cervix，and endometrium. Int J Gynaecol Obstet，2009，105（2）：103-104.

51. Rimel BJ，Ferda A，Erwin J，et al. Cervicovaginal cytology in the detection of recurrence after cervical cancer treatment. Obstet Gynecol，2011，118（3）：548-553.

52. Wiebe E，Denny L，Thomas G. Cancer of the cervix uteri. Int J Gynaecol Obstet，2012，119（Suppl 2）：S100-109.

53. Ramirez PT. Minimally invasive versue abdominal radical hysterecromy for cervical cancer. N Egnl J Med，2018，379（20）：1895-1904.

54. Melamed A. Survival after minimally invasive radical hysterecromy for early-stage cervical cancer. N Egnl J Med，2018，379（20）：1905-1914.

55. Solomon D，Davey D，Kurman R，et al. The 2001 Bethesda System：terminology for reporting results of cervical cytology. JAMA，2002，287：2114-2119.

56. Davey DD，Neal MH，Wilbur DC，et al. Bethesda 2001 implementation and reporting rates：2003 practices of participants in the College of American Pathologists Interlaboratory Comparison Program in Cervicovaginal Cytology. Arch Pathol Lab Med，2004，128：1224-1229.

57. Pan QJ，Hu SY，Zhang X，et al. Pooled Analysis of Performance of Liquid Based Cytology in Population-Based Cervical Cancer Screening Studies in China. Cancer Cytopathol，2013，121（9）：473-482.

58. Pan QJ，Hu SY，Guo HQ，et al. Liquid-based cytology and human papillomavirus testing：A pooled analysis using the data from 13 population-based cervical cancer screening studies from China. Gynecologic Oncology，2014，133：172-179.

59. Moyer VA. on behalf of the US Preventative Services Task Force. Screening for Cervical cancer：US Preventive Services Task Force Recommendation Statement. Ann Intern Med，2012，156：880-891，W312.

60. Saslow D，Solomon D，Lawson HW，et al. American Cancer Society，American Society for Colposcopy and Cervical Pathology，and American Society for Clinical Pathology screening guidelines for the prevention and early detection of cervical cancer. CA Cancer J Clin，2012，62：147-172.

61. Nayar R，Wilbur DC（Eds.）. The Bethesda system for reporting cervical cytology. Defi nitions，criteria，and explanatory notes. Springer，2015.

62. 陈乐真.妇产科诊断病理学.第 2 版.北京:人民军医出版社,2010:98-142.

63. 郑文新,沈丹华,郭东辉.妇产科病理学.北京:科学出版社,2013:169-188,197-228.

64. Tavassoli FA,Devilee P. WHO classification of tumours. Pathology and genetics of tumours of the breast and female genital organs. 3rd Eds. Lyon:IARC press,2003:262-279.

65. Darragh TM,Colgan TJ,Cox JT,et al. The Lower Anogenital Squamous Terminology Standardization Project for HPV-Associated Lesions:background and consensus recommendations from the College of American Pathologists and the American Society for Colposcopy and cervical Pathology. J Low Geneit Tract Dis,2012,16:205-242.

66. Kurman RJ,Carcangiu ML,Herrington CS,et al. WHO classification of tumours of female reproductive organs. 4th Eds. Lyon:IARC,2014:172-176,183-194.